GESUNDHEITS FAHRPLAN

Aktive Gesundheit

GESUNDHEITS FAHRPLAN

Dr. med. Norbert Ebner

ORAC

Grafiken: Gottfried Moritz, nach Vorlagen von Dr. med. Norbert Ebner.
Schwarzweißfotos von Michael Horowitz.

ISBN 3-85368-989-2

Schutzumschlag: Thomas Frik,
unter Verwendung eines Farbdias von Bildagentur Mauritius, Mittenwald
Satz: Bernhard Computertext KG, Wien
Druck und Bindearbeiten: Wiener Verlag, Himberg bei Wien

INHALTSVERZEICHNIS

Dr. med. Norbert Ebner, Medizinalrat, Jahrgang 1923, führt als Facharzt für Zahnheilkunde eine große Praxis in Radenthein (Kärnten). Bevor er sich niederließ, erwarb er sich eine umfassende Ausbildung im Bereich der inneren Medizin. Unter seinen Publikationen ist vor allem „Die Quintessenz der endogenen Resistenz gegen Parodontopathien“ zu erwähnen.
Das vorliegende Buch entstand aus langjähriger Praxis und enthält vor allem grundsätzliche Verhaltensregeln, um Krankheiten zu verhüten. Dr. Ebner über den Grundgedanken dieses Buches: „Jeder zivilisierte Mensch verbringt täglich etwa fünf Minuten mit der Pflege seiner Zähne. Die Vorbeugung gegen Karies und Zahnbett-Erkrankungen, zwei unangenehme, aber nicht lebensgefährliche Schäden, wird ernsthaft betrieben. Wäre es nicht angebracht, sich gleichermaßen auch über die Prophylaxe schwerer und schwerster Gesundheitsstörungen rechtzeitig zu informieren?“ Der Gesundheitsfahrplan ist dazu ein erster Schritt.

EINLEITUNG

Zu Recht wird der menschliche Körper als ein Wunderwerk bezeichnet. Die Fähigkeiten des Gehirns übertreffen jeden Computer (Computer denken nicht), die Augen stellen den kompliziertesten Fotoapparat in den Schatten, das Herz ist eine Pumpe, deren Lebensdauer im Vergleich zu industriell produzierten Geräten fast unendlich ist, die Leber ist eine chemische Fabrik, in der ständig etwa 700 Reaktionen ablaufen.

Wird dieses Wunderwerk beschädigt, dann heilt die Wunde meist von selbst, die verlorene Substanz wird nach dem alten Bauplan wieder hergestellt. Nur wo das unmöglich ist, übernehmen andere Zellen die Arbeit.

Leider rücken heute Pflege und Schonung der eigenen Gesundheit immer mehr in den Hintergrund. Wenn man allein die durch überhöhten Alkoholkonsum verursachten Auto- und anderen Unfälle, Leberschäden, Verletzungen und psychischen Defekte bis hin zum Selbstmord addiert, so stellt man fest, daß etwa ein Drittel der Menschen ihr Leben selbst verkürzen oder gar zerstören.

Über die eigene Gesundheit wird meist erst nachgedacht, wenn Schmerzen auftreten. Und das ist zu spät! Wer um sein Leben Sorge tragen möchte, wer das eigene Wunderwerk namens Körper möglichst lange voll funktionsfähig erhalten möchte, wird hier einige nützliche Ratschläge finden.

Ziel dieser Broschüre ist es, die Erkenntnisse und Erfahrungen der Medizin nicht nur gegen bereits bestehende Krankheiten, sondern auch zur Erhöhung der Leistungsfähigkeit und damit der Lebensfreude einzusetzen.

Bei guter Vorsorge ist es möglich, die eigene Leistungsfähigkeit und Lebenskraft fast über das gesamte Leben hinweg auf einem konstant hohen Niveau zu halten; zu einem Verfall der Kräfte kommt es dann erst kurz vor dem Tod. Bei ungesunder Lebensweise nimmt jedoch die Leistungsfähigkeit mit fortschreitendem Alter unverhältnismäßig stark ab.

Luis Albert Machado hat dies einmal sehr treffend formuliert: „Eine Absicht im Leben ist es, jung zu sterben — aber so spät wie nur irgend möglich.“

Wer über eine Verlängerung des eigenen Lebens und eine hohe Leistungsfähigkeit auch in vorgerückten Jahren nachdenkt, muß sich zuerst die Gründe für ein vorzeitiges Altern und einen früheren Tod vor Augen führen:

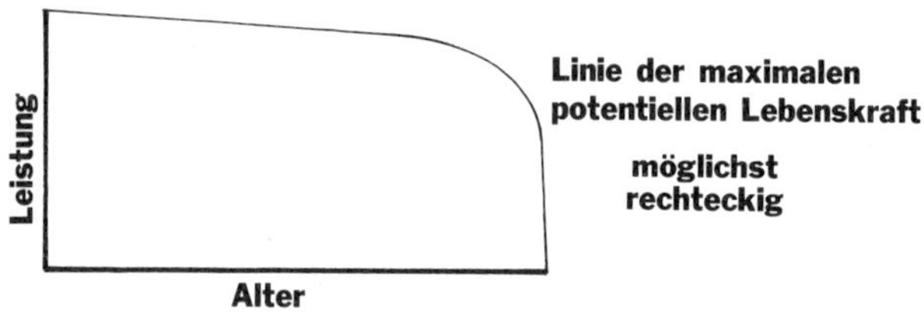

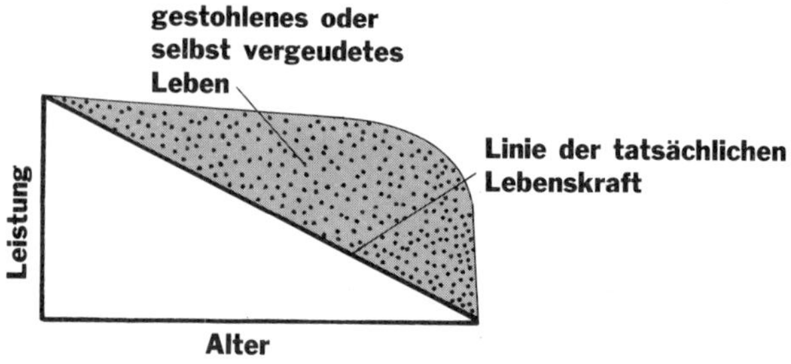

Schematisch dargestellter Vergleich zwischen der maximalen, potentiellen Lebenskraft und der oft tatsächlichen.

- Knapp über die Hälfte der Menschen stirbt an Erkrankungen des Blutgefäßsystems. Ursachen dafür sind kleinste Risse in Arterien, Blutgerinnsel, die eine Arterie verschließen, krampfartige Kontraktionen oder der Verlust der Elastizität derselben. Verengungen im Gefäßsystem und damit eine Störung der Durchblutung, das heißt der Nährstoff- und Sauerstoffversorgung des Körpers oder auch nur einzelner Organe, können schon Jahre vor dem Tod für eine entscheidende Minderung der Lebensqualität verantwortlich sein. Daher muß bei der Gesundheitsvorsorge dem Blutgefäßsystem besondere Aufmerksamkeit geschenkt werden. Es muß geschützt und seine Arbeit muß erleichtert werden.
- Bösartige Neubildungen oder Krebserkrankungen sind die zweithäufigste Todesursache. Dabei kommt es zu einem unkontrollierten Wachstum neuartiger Zellen, die die Ordnung im Organismus überwuchern und den Körper, dem sie entstammen, zerstören. Zur Frage der Krebsverhütung liegen statistische Angaben aus dem letzten Jahrzehnt vor, die noch weithin unbekannt sind und hier besprochen werden sollen.
- Vor einigen Jahrzehnten noch mußten Ärzte hilflos zusehen, wie gewisse gefährliche Bakterienstämme menschliches Leben vernichte-

ten. Auf verschiedenen Wegen gelangten sie in den Zellverband, bildeten dort eine kleine Ansiedlung und, falls die Abwehrkräfte des Körpers nicht stark genug waren, breiteten sie sich in allen Organen aus. Diese Infektionskrankheiten konnten zuerst mit Sulfonamiden und später mit Hilfe der Antibiotika (das erste war das Penicillin) stark zurückgedrängt werden.

- Übermäßiger Alkoholkonsum verursacht verschiedene organische und psychische Schäden und kann für einen frühzeitigen Tod verantwortlich sein.
- Bis zum 35. Lebensjahr sterben mehr Menschen an Verletzungen (Verkehrsunfälle, Verbrennungen, Stürze, Ertrinken usw.) als an Krankheiten. Unfälle werden sich nie ganz vermeiden lassen; es ist jedoch interessant, festzustellen, daß — wie die Statistik beweist — prozentuell mehr Menschen an einem „Bolus" (einem zu großen Bissen, der beim Schlucken die Luftröhre verschließt und nicht rechtzeitig ausgehustet wird) sterben als bei Unfällen im Luftverkehr.

Bisher war nur von der Vermeidung eines frühen Todes die Rede; die Hebung der Leistungsfähigkeit und damit der Lebensqualität, die immer eine gute Gesundheit voraussetzt, ist jedoch mindestens ebenso wichtig. Auch Schönheit ist von Gesundheit abhängig: Nur ein gesunder Körper ist schön, Kosmetik ohne gleichzeitige Gesundheitspflege bleibt bloße Malerei.

Jedes Bestreben, den eigenen Körper aktiv und gesund zu erhalten, ist zu begrüßen. Der einzelne lebt dadurch attraktiver, vermeidet Schmerzen und spart Geld; der staatliche Gesundheitsdienst spart dabei Spitalsbetten und hohe Ausgaben.

Die Erziehung zur Gesundheit sollte so früh wie möglich beginnen. Ein Beispiel: Das von der Mutter oder anderen Verwandten ständig mit Süßigkeiten verwöhnte Kind bekommt schlechte Zähne, lernt nicht, gründlich zu kauen, es wird außerdem dick, verliert die Lust an gesunder, körperlicher Arbeit und sportlicher Betätigung, das heißt, es ist von vornherein benachteiligt.

Leider — und das muß hier mit aller Deutlichkeit hervorgehoben werden — steckt die gesamte Prophylaxe, die vorbeugende Medizin, noch in den Kinderschuhen. Der größte Teil der medizinischen Forschungsarbeit konzentriert sich auch heute noch auf die Klärung der Mechanismen tödlicher Erkrankungen. Die Kenntnis dieser Mechanismen ist jedoch für eine sinnvolle und wirksame Vorbeugung unabdingbar. So wurden in den letzten

Jahrzehnten zum Beispiel zahlreiche Studien veröffentlicht, die einen eindeutigen Zusammenhang zwischen Rauchen und Lungenkrebs bewiesen. In den Vereinigten Staaten ist die Lungenkrebsrate in jenen Bevölkerungsschichten, die seither das Rauchen aufgegeben haben, stark zurückgegangen.

Die Prophylaxe ist ein sehr junger Zweig der Medizin. In dieser Broschüre werde ich mich bemühen, wissenschaftlich bereits exakt bewiesene Ansichten von jenen Meinungen zu trennen, die Ärzte untereinander vertreten. Diese Meinungen werden von Fachleuten häufig als gut, richtig und vorteilhaft für die Praxis anerkannt, in der Öffentlichkeit jedoch nicht propagiert, weil es zum Teil ungeheuer schwierig ist, wissenschaftliche Beweise dafür zu erbringen.

Diese Broschüre geht jedoch noch einen Schritt über die Prophylaxe, die Vermeidung von Krankheiten, hinaus. Es wird hier ein Gesundheitsfahrplan vorgestellt, der zum Ziel hat, eine Lebensführung zu ermöglichen, die Schäden am Organismus vermeiden hilft, die Leistungsfähigkeit bis ins hohe Alter erhält und dadurch die Lebensqualität entscheidend verbessert.

HERZ UND BLUTKREISLAUF

An einer einzigen Stelle des Körpers kann man die Blutgefäße eines Menschen „von außen" sehen und in ihrer Funktion beobachten: im Augenhintergrund, der, wie der gesamte Körper, von kleinsten Arterien, Kapillaren und Venen durchzogen ist. Mit Hilfe technischer Geräte können Augenärzte den Augenhintergrund betrachten und auch Schäden erfassen, die dort, im Inneren des Körpers, an einer seiner wichtigsten Stellen, auftreten. Sie sehen die kleinen Arterien und auch die Ablagerungen an den Wänden dieser Arterien. Sie können daher ihren Patienten schneller und besser als die meisten anderen Fachärzte sagen, wie es um ihre feinsten Blutgefäße steht; denn die Blutgefäße im Augenhintergrund haben die gleichen Merkmale und zeigen somit auch die gleichen Schäden wie die kleinen Arterien in anderen Teilen des Körpers.

Jede Frau und jeder Mann sollte nach Erreichen des 35. Lebensjahres bei einer Augenuntersuchung — zum Beispiel wenn eine Brille verschrieben wird — den Arzt auch um eine Prüfung des Augenhintergrundes bitten, um zu erfahren, in welchem Zustand die kleinsten Blutgefäße sind. Solche Fragen haben um so mehr Sinn, als die Ärzte in den letzten Jahren zur Überzeugung gelangt sind, daß die Ablagerungen an den Wänden der kleinsten und auch der größten Arterien durch eine gesunde Lebensführung wieder verschwinden können; mit anderen Worten, diese Schäden sind heilbar.

Aber, genauso wie es langer Jahre eines ungesunden Lebens bedarf, um die Arterienwände dicker und steifer zu machen, sind auch Jahre konsequenter Gesundheitsarbeit notwendig, um eine Besserung zu erzielen und die Schäden wieder zu beheben. Der Augenarzt kann die Verschlechterung, aber auch die Verbesserung des Zustandes der Blutgefäße direkt sehen und beobachten.

Bei Sauerstoffmangel erstickt man. Zu einem solchen Sauerstoffmangel kann es aber nicht nur kommen, wenn die Luftzufuhr zu den Lungen plötzlich unterbrochen wird. Man kann auch bei bester Atemluft unter Sauerstoffmangel im Gewebe leiden, wenn die feinen Blutgefäße durch Ablagerungen an den Wändern verengt werden und das Blut nicht mehr so gut durchströmen kann. Bei verengten Blutgefäßen ist die Versorgung

des Organismus mit Sauerstoff und Nährstoffen mangelhaft, ebenso der Abtransport von Endprodukten des Stoffwechsels. Dadurch wird die Funktion des Körpers erheblich beeinträchtigt.
Neben der Durchgängigkeit der Blutgefäße ist auch die Viskosität, der Flüssigkeitsgrad des Blutes, wichtig: Dünnflüssiges Blut rinnt schneller durch Engstellen als zähflüssiges Blut. Je besser das Blut durch die Blutgefäße rinnen kann, um so leichter ist die Pumparbeit des Herzens.
Über die Entstehung und den Verlauf von Schäden an der Innenschicht (der Intima) der Arterien gibt es viele Theorien, von denen bisher keine exakt bewiesen werden konnte. Es ist jedoch unterdessen anerkannt, daß diese Schäden reparabel sind, und man kennt auch die Faktoren, von denen eine Verbesserung oder auch Verschlechterung des Zustandes abhängt. Diese Faktoren, die man bei einer wirksamen Prophylaxe unbedingt beachten muß, werden im folgenden ausführlich beschrieben.
Wie können wir uns vor Schäden am Blutgefäßsystem schützen? Wo gilt es, besonders sorgfältig und achtsam vorzugehen? Welche Gefahren kann man vermeiden? Auf diese Fragen gibt es einige exakte Antworten.

Der milde Bluthochdruck

Ein Blutdruck von 120 bis 130 zu 80 bis 85 mm Hg (Millimeter Quecksilber) wird als normal bezeichnet. Der höhere Wert ergibt sich, wenn sich das Herz zusammenzieht (systolisch), der niedrige, wenn es sich entspannt. Da für die Behandlung des Bluthochdrucks vor allem der niedrige Wert wichtig ist, wird im weiteren nur dieser angegeben. Bei Werten zwischen 90 und 105 mm Hg spricht man von „mildem" Bluthochdruck, der prophylaktisch behandelt werden kann. Bei noch höheren Blutdruckwerten sind allgemeine Ratschläge nicht mehr zweckmäßig, hier kann nur eine gezielte ärztliche Behandlung helfen. Zum Glück sind Fälle mit starkem Bluthochdruck relativ selten (zehn Prozent der Patienten mit erhöhten Blutdruckwerten).
Das Blutgefäßsystem mit seinen Arterien, Arteriolen, Kapillaren und Venen hat insgesamt eine Länge von 100.000 Kilometern. Durch dieses weitverzweigte Netz pumpt das Herz pro Tag 15.000 Liter Blut. Das Herz zieht sich pro Jahr 36 Millionen Mal zusammen; dabei dehnt sich das arterielle Gefäßsystem unter dem so entstehenden höheren Blutdruck aus. Durch die Herztätigkeit ändert sich also mit jedem Pulsschlag der Innen-

druck in den Arterien. Wenn wir annehmen, daß die Elastizität und Widerstandskraft des Blutgefäßsystems bei allen Menschen in der Jugend etwa gleich groß ist, dann bestimmt der Innendruck in den Gefäßen, wie lange das System voll leistungsfähig bleibt. Der Druck in den Blutgefäßen steigt und fällt bei jedem Pulsschlag, die Elastizität wird also ständig auf die Probe gestellt. Wenn das Herz sich zusammenzieht und Blut in die großen Arterien hineinpumpt, steigt der Druck, um nachher, bis zum nächsten Herzschlag, wieder abzufallen.

Natürlich ist ein insgesamt höherer Druck belastender für die Elastizität, daher sind bei Bluthochdruck auch eher Schäden zu erwarten. Bei höherem Druck wird das Herz mehr angestrengt, weil es mehr Kraft aufwenden muß, um den Druck bei jedem Pulsschlag aufrechtzuerhalten.

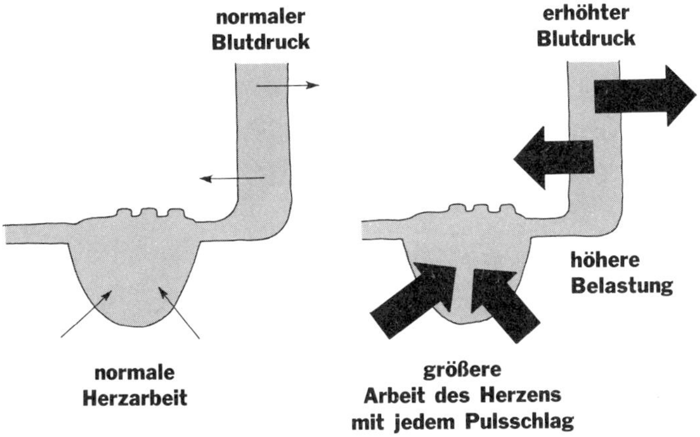

Der Unterschied zwischen normalem und erhöhtem Blutdruck. Erhöhter Blutdruck bedeutet stets auch größere Arbeit des Herzens und damit höhere Belastung.

In den Vereinigten Staaten, in Australien, Finnland und Norwegen sind Tausende von Patienten mit mildem Bluthochdruck behandelt und beobachtet worden. Diese Arbeiten wurden unabhängig voneinander durchgeführt und erbrachten überall dasselbe Ergebnis: Bei aktiver und engagierter Mitarbeit der Patienten und guter Kontrolle durch fachlich ausgebildetes Personal kann die Sterblichkeit der milden Hypertoniker — alle Altersgruppen zusammengenommen — um 20 Prozent gesenkt werden. Im Alter unter 50 Jahren war die Senkung der Sterblichkeitsrate am geringsten, bei Patienten höheren Alters ging die Sterblichkeit bei diesen Untersuchungen in zunehmendem Maße zurück. Diese Versuche waren insbesondere deshalb von großer Wichtigkeit, weil die Mediziner ihre Aufmerksamkeit bisher vor allem der relativ kleinen Gruppe von Patienten mit stark erhöhtem Blutdruck schenkten, während der milde Hochdruck bagatellisiert wurde, obwohl etwa zwei Drittel der Menschen über 50 Jahren diese milde Hypertonie aufweisen.

Was können Sie tun, wenn Sie selbst zu dieser Gruppe gehören?

- Sie sollten Ihren Blutdruck regelmäßig überprüfen lassen. Wenn Sie dabei ganz gründlich vorgehen wollen, empfiehlt es sich, unter körperlicher Belastung ein Elektrokardiogramm aufzeichnen und gleichzeitig den Blutdruck messen zu lassen.
  Dieser Belastungstest wird in einem sogenannten Ergometer durchgeführt, mit einem Fahrrad, in dem eine Bremse eingebaut ist, gegen die Sie arbeiten müssen. Im Ergometer kann man die Belastung des Herzens beim Treten genau messen und die geforderte Kraftanstrengung langsam steigern. Dies ist die genaueste verfügbare Methode, um die Leistungsfähigkeit von Herz und Kreislauf zu bestimmen und zu prüfen. Man sollte immer zum gleichen Arzt gehen, denn nur er kann auch kleinste Veränderungen rechtzeitig erkennen.
- Sollten Sie zu den milden Hypertonikern gehören, sollten Sie möglichst sofort und konsequent auf eine salzarme Kost umsteigen und, sofern Sie übergewichtig sind, auch die Kalorienzufuhr reduzieren. Ein regelmäßiges Training der Muskulatur (lange Spaziergänge, Morgengymnastik) ist ebenfalls empfehlenswert.

Den weltweit geringsten Salzverbrauch haben die Mitglieder des Yanonamö-Volkes im Amazonas. In einigen Dörfern Nordjapans dagegen ist die 100fache Salzmenge der Yanonamö üblich. Dort sind sehr stark erhöhte Blutdruckwerte fast selbstverständlich und Schlaganfälle (um nur eine der möglichen Folgen zu nennen) fünfmal häufiger die Todesursache als in anderen Gegenden Japans.
Nach neuesten Forschungen können auch Schwierigkeiten im Kalzium-Magnesium-Haushalt den Blutdruck verändern beziehungsweise erhöhen.

Vernünftige Bewegung in gesunder, frischer Luft: wichtig ist, daß man sie oft sucht. Und nicht nur „alle heiligen Zeiten“.

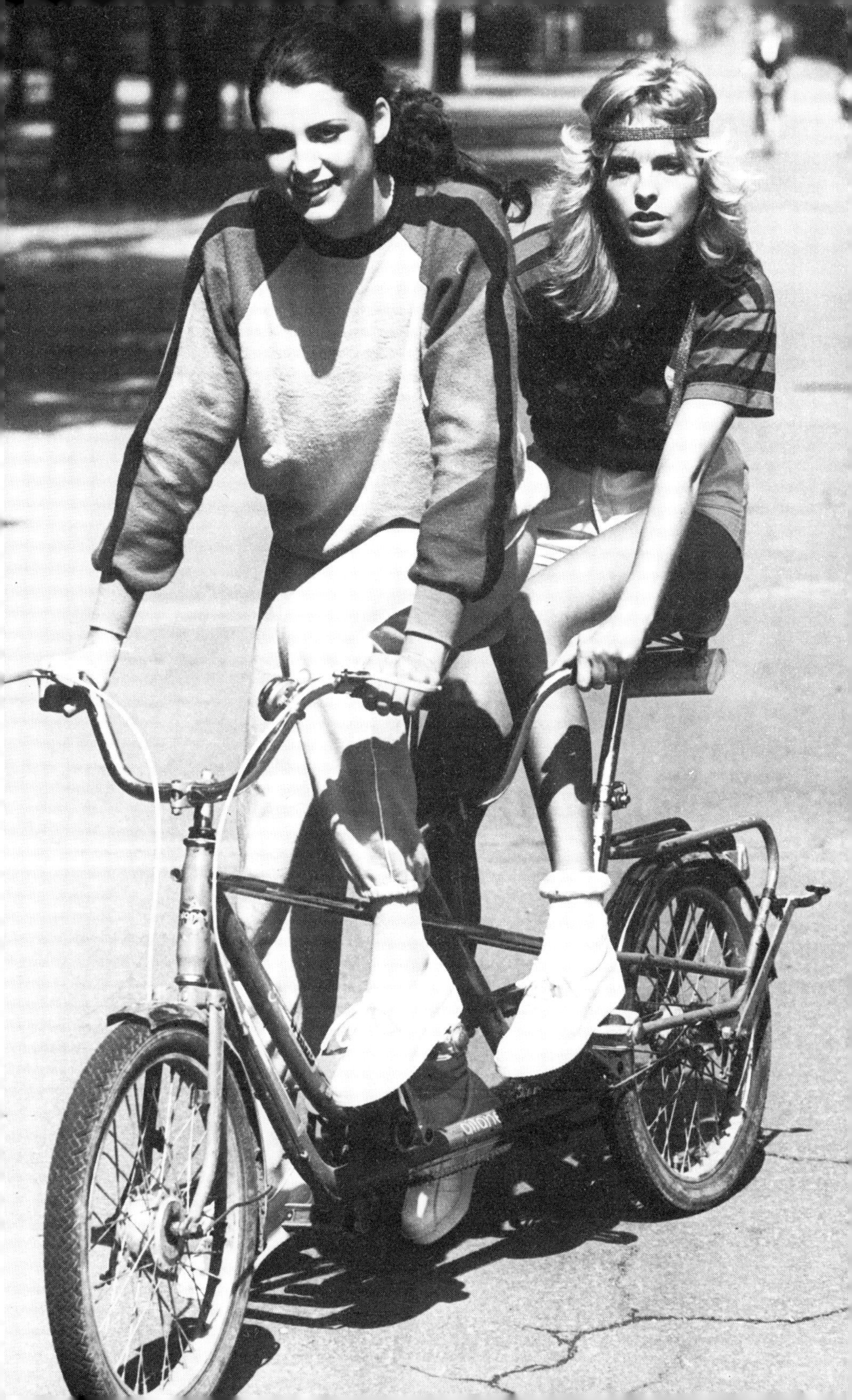

In einem späteren Kapitel (siehe Seite 52 ff.) werden die Möglichkeiten zur Verbesserung der Kalzium- und Magnesiumaufnahme aus dem Darm in den Körper (das Angebot in der Nahrung ist meistens ausreichend) beschrieben.

Ratschläge zur Normalisierung des Blutdrucks

- Nur schwach gesalzene (aber nicht salzlose) Speisen essen.
- Übergewicht durch körperliche Betätigung und geringere Nahrungsaufnahme abbauen.
- Alkohol nur zu den Mahlzeiten, zur Anregung der Verdauung, trinken.
- Für eine ausreichende Aufnahme von Kalzium und Magnesium sorgen.
- Die Phosphatzufuhr senken. Phosphat ist vor allem in Fleischprodukten enthalten; eine einseitige Fleischkost ist ungesund. Es ist gut, ebensoviel Milchprodukte (Käse, Joghurt) wie Fleisch zu essen. Kuren zur Gewichtsreduktion sollten nicht nur mageres Kalbfleisch und Fisch, sondern auch Hüttenkäse (Ricotta) enthalten.

Sollte sich Ihr Blutdruck mit Hilfe dieser einfachen Mittel nach zwei bis drei Jahren nicht normalisiert haben, wird Ihnen Ihr Arzt eines der zahlreichen blutdrucksenkenden Mittel verschreiben. Es ist jedoch wichtig, parallel zur medikamentösen Behandlung die oben angeführten Ratschläge weiterhin zu befolgen.

Das Rauchen

Ich war einmal mit einem gut trainierten Bergsteiger und Schifahrer im Frühjahr am Johannisberg (etwa 3.600 Meter) in der Großglocknergruppe. Mein Begleiter machte etwa 200 Höhenmeter unter dem Gipfel, in einer Höhe, die schon leichten Sauerstoffmangel mit sich bringt, eine Zigarettenpause. Er war nachher wie ausgewechselt. Er klagte über Atemnot, kam nur ganz langsam weiter, und die Freude an den Bergen und der Sonne war dahin. Bis zur Abfahrt durch den herrlichen Schnee hatte er sich jedoch wieder erholt.

Was hatte diese kleine Zigarette ausgelöst?

- Das Nikotin stimuliert das Nebennierenmark zu einer erhöhten Produktion von Adrenalin. Die Ausschüttung des Adrenalins führt zu einer Erhöhung des Blutdrucks, und das Herz muß gegen einen höheren Widerstand arbeiten.
- Der Rauch enthält immer Kohlenmonoxyd. Die roten Blutkörperchen, die normalerweise Sauerstoff aus der Lunge aufnehmen und im roten Blutfarbstoff, dem Hämoglobin, zu den Organen transportieren, gehen sehr leicht eine Verbindung mit dem Kohlenmonoxyd ein und fallen dann für den Sauerstofftransport aus.

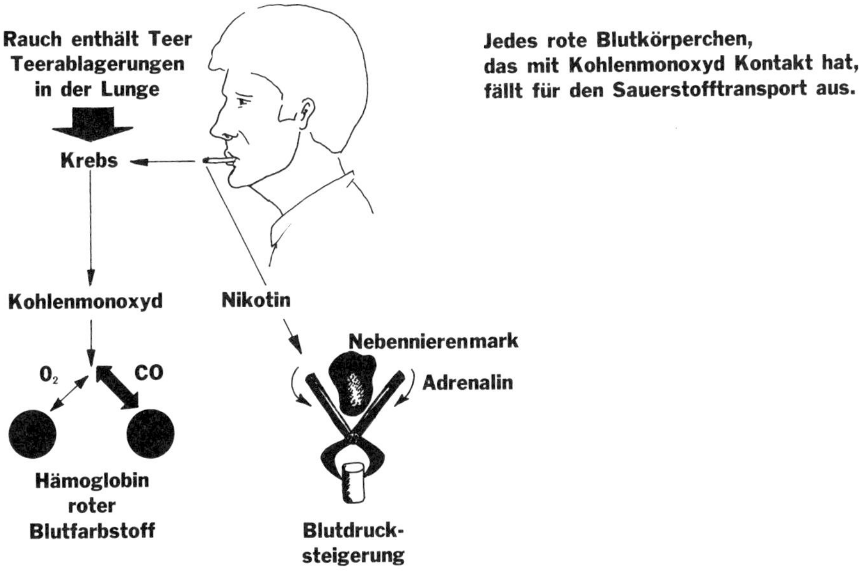

Zigarettenrauch schadet Ihrem Körper auf mehrfache Weise. Da es sich beim Nikotingenuß nicht um eine Sucht, sondern nur um eine üble Angewohnheit handelt, ist es ratsam, das Rauchen einzustellen.

Die bereits dünn werdende Luft über 3.000 Meter Höhe, die Anstrengung des Aufstiegs, die künstlich durch das Nikotin hervorgerufene Blutdrucksteigerung und noch dazu der Ausfall eines Teiles der roten Blutkörperchen für den Sauerstofftransport waren für den zeitweiligen Rückgang der körperlichen Leistungsfähigkeit meines Begleiters verantwortlich. Vor der Zigarette hatte er seine Kräfte schon fast völlig verausgabt, der Blut-

druckanstieg und das Kohlenmonoxyd überforderten seinen Körper in dieser Grenzsituation.
Es ist daher falsch, nur den Teer im Zigarettenrauch als gefährlich darzustellen. Neben dem Teer, der nachweislich zu Lungenkrebs führen kann, muß auch die Belastung des Kreislaufs durch das Rauchen als Risikofaktor für die Gesundheit eingestuft werden.

> Ratschlag
>
> - Nicht rauchen! Rauchen ist keine Sucht, sondern eine üble und äußerst gesundheitsschädigende Angewohnheit.

Risikofaktor Cholesterin

Das Cholesterin ist für die Funktion des menschlichen Organismus absolut unentbehrlich. In der Biochemie ist bekannt, daß der Aufbau vieler wichtiger Hormone über das Cholesterin erfolgt. Es ist daher falsch, all jene Lebensmittel in Verruf zu bringen, die Cholesterin enthalten. Gefährlich ist lediglich der überhöhte Cholesterinspiegel im Blut.
Es ist verhältnismäßig einfach zu erklären, warum Bluthochdruck und Rauchen gesundheitsschädlich sind. Beim Cholesterin ist die Sache komplizierter, eine Darstellung der biochemischen Zusammenhänge ist zum Verständnis unumgänglich.

Der Kreislauf im Organismus

Cholesterin ist in vielen Nahrungsmitteln enthalten, zum Beispiel in tierischen Fetten und auch in Milchprodukten wie Butter. Bei einer ausgewogenen Ernährung ist Cholesterin immer vorhanden. Der Körper eines gesunden, erwachsenen Menschen enthält 200 Gramm Cholesterin, das vor allem auch in der Gehirnsubstanz konzentriert ist.
Das Cholesterin ist einem ständigen Kreislauf im Organismus unterworfen. Es wird in der Leber aus dem Blut herausgefiltert, an die Galle weitergeleitet und dort gesammelt (Gallensteine sind meistens Cholesterinsteine). Mit der Gallenflüssigkeit gelangt es wieder in den Magen-Darm-Trakt; die milchsäurebildenden Darmbakterien bauen dort einen Teil davon zu Koprosterin um, das vom Körper nicht weiter verwendet werden kann

und das mit dem Stuhl ausgeschieden wird (laut biochemischer Forschung etwa ein Gramm pro Tag).
Das verbleibende Cholesterin aus der Galle gelangt, ebenso wie das in der Nahrung enthaltene „frische“ Cholesterin, über die Darmwand in den Organismus (es wird resorbiert) und macht einen weiteren Kreislauf im Körper mit.

Die Funktion der Ballaststoffe

Ballaststoffe (auch Diätfasern genannt), die beispielsweise in Vollkornbrot enthalten sind, können einen Teil des Cholesterins zurückhalten; es bleibt an diesen Fasern im Magen-Darm-Trakt haften und wird damit der weiteren Verwendung im Organismus entzogen.

Der Aufbau von Hormonen

Aus Cholesterin werden im Körper die Gallensäuren und verschiedene Hormone synthetisiert, das heißt, auch auf diesem Weg wird der Cholesterinspiegel im Blut verringert.

Körpereigene Cholesterinproduktion

Wird die Zufuhr von Cholesterin über die Nahrung völlig gestoppt, sinkt der Cholesterinspiegel zunächst; wenn jedoch ein gewisser Mindestwert

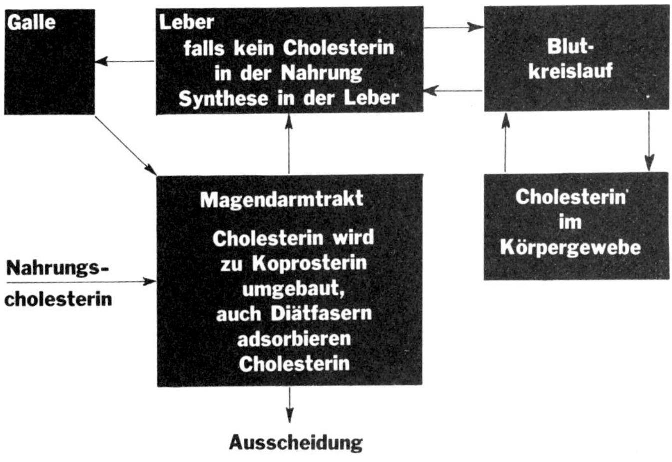

So funktioniert der Cholesterin-Haushalt im Körper.

unterschritten ist, beginnt die Leber, Cholesterin selbst herzustellen, bis sich der Gehalt wieder normalisiert hat. Eine reine Salatdiät ist daher langfristig für eine Senkung des Cholesterinspiegels nicht zweckmäßig.

Der Fettgehalt der Nahrung

Neben dem Cholesteringehalt der Nahrung, dem Abbau zu Koprosterin und der Umwandlung zu Gallensäuren und Hormonen, ist auch die Art der konsumierten Fette für den Blutcholesterinspiegel mitverantwortlich. Man unterscheidet zwischen Fetten, die vor allem gesättigte Fettsäuren enthalten — das ist insbesondere bei tierischen Fetten der Fall —, und Fetten mit „ungesättigten" beziehungsweise „hochungesättigten" Fettsäuren, die hauptsächlich in pflanzlichen Ölen (Sonnenblumenöl, Kürbiskernöl usw.) vorkommen.

Anhand großangelegter Studien in verschiedenen Ländern mit unterschiedlichen Ernährungsgewohnheiten wurde die weithin anerkannte Empfehlung ausgearbeitet, daß etwa ein Drittel des Gesamtkalorienbedarfs des Körpers über Fette gedeckt werden sollte, und daß ein Drittel des Fettkonsums aus tierischen Fetten, zwei Drittel jedoch aus pflanzlichen Fetten (die weniger Cholesterin enthalten) bestehen sollte. Für die meisten Europäer bedeutet diese Empfehlung auch eine Einschränkung des Fettverzehrs.

Der Zusammenhang mit dem Cholesteringehalt des Blutes ergibt sich aus der Art und Weise, wie die Fette im Blutkreislauf transportiert werden. Während Kohlenhydrate im Magen-Darm-Trakt zu wasser- und damit blutlöslichem Traubenzucker abgebaut und auch die Eiweißstoffe vor dem Transport in wasserlösliche Aminosäuren zerlegt werden, schwimmen Fette auf Wasser. Sie brauchen, um im Blut befördert zu werden, eine wasserfreundliche Transportform. Diese nennt man Lipoproteine; sie werden in der Leber gebildet. Es gibt zwei Arten davon: Die Beta-Lipoproteine sind weich und groß und enthalten viel Fettstoffe, viel Cholesterin und einen relativ dünnen Mantel aus Eiweißkörpern und Phospholipiden; die Alpha-Lipoproteine sind hart und klein und enthalten viel weniger Fettstoffe, weniger Cholesterin, dafür aber einen kräftigen Mantel aus Eiweißkörpern und Phospholipiden. Sie verhalten sich im Blutkreislauf auch unterschiedlich: Die Beta-Lipoproteine geben im Gewebe Cholesterin ab, die Alpha-Lipoproteine hingegen holen Cholesterin aus dem Gewebe heraus.

Sehr vereinfacht kann man sagen: Wer über sehr lange Zeit einen hohen

Gehalt an Alpha-Lipoproteinen im Blut hat, fördert den Abbau von Ablagerungen an den Innenwänden der Arterien. Bei der Vorbeugung gegen Gefäßerkrankungen ist es also wichtig, sich um eine Vermehrung der Alpha-Lipoproteine im Körper zu kümmern.

Folgende Faktoren begünstigen den Aufbau von

Alpha-Lipoproteinen	*Beta-Lipoproteinen*
Normalgewicht	Übergewicht
(nur bei Hunger essen)	(zu üppige Mahlzeiten)
Körperliche Aktivität (Arbeit und Sport; körperliche Dauerleistungen wie Wandern oder Langlaufen sind besser als kurze Anstrengungen)	Wenig körperliche Arbeit, wenig Sport
Verzehr von pflanzlichen Fetten mit hohem Gehalt an ungesättigten Fettsäuren	Übermäßiger Verzehr von tierischen Fetten
Wenig Alkohol (nur zu den Mahlzeiten)	Übermäßiger Alkoholkonsum
Normaler Blutcholesterinspiegel	Überhöhter Blutcholesterinspiegel

Abbaugeschwindigkeit des Cholesterins

Für den Blutcholesterinwert ist nicht nur die Zufuhr mit der Nahrung, sondern auch die Geschwindigkeit des Abbaus von großer Bedeutung. Die Massai, ein großgewachsenes Hirtenvolk in Ostafrika, leben praktisch nur von saurer Milch. Sie trinken fünf bis sieben Liter Sauermilch pro Tag; der Cholesteringehalt in diesem Nahrungsmittel ist relativ hoch. Mit der sauren Milch nehmen sie aber auch viele Milchsäurebakterien zu sich, die außerdem durch den in der Milch vorhandenen Milchzucker optimale Vermehrungs- und Wachstumsbedingungen im Darm vorfinden. Diese

Darmbakterienflora verwandelt das ständig in der Galle ausgeschiedene Cholesterin zu Koprosterin, das vom Körper nicht mehr weiterverwendet werden kann und ausgeschieden wird. Das Resultat: Die Massai haben trotz der hohen Cholesterinzufuhr Blutcholesterinwerte, die unter der europäischen Norm liegen.

Ratschläge

- Nur essen, wenn man Hunger hat; nicht zuviel essen, das heißt die Mahlzeit beenden, „wenn's am besten schmeckt".
- Zum Kochen Pflanzenkernöle anstelle tierischer Fette verwenden.
- Vitamin E schützt die ungesättigten Fettsäuren vor einem zu raschen Abbau im Organismus. Die Nahrung sollte daher genügend Vitamin E enthalten.
- Für genügend Ballaststoffe (Diätfasern) in der Ernährung sorgen.
- Für eine ausreichende Vermehrung der milchsäurebildenden Darmbakterien (siehe auch S. 52 ff.) sorgen, damit durch diese viel Cholesterin zu Koprosterin umgewandelt werden kann.
- Bei Arbeit und Sport körperlich aktiv sein. Dauerleistungen bringen mehr als kurze Höchstleistungen.

Übermäßiges Essen ist ungesund

Geht man vom vereinfachenden Grundgedanken aus, daß die Alpha-Lipoproteine Fette und Cholesterin aus dem Gewebe herausholen, während die Beta-Lipoproteine diese dort ablagern, so muß jede Phase im Stoffwechsel, wo Fette verbrannt und zu Energie umgesetzt werden, die Alpha-Fraktion begünstigen. Dies ist zum Beispiel bei körperlicher Arbeit und beim Sport, aber auch bei Hunger der Fall. Umgekehrt fördert ein bequemes, sattes Leben im Überfluß über kurz oder lang die Bildung von Beta-Lipoproteinen. Strapaziöse Langstreckenläufe einmal pro Woche oder ein einmaliges Heilfasten pro Jahr sind zur Förderung der Alpha-Fraktion jedoch nicht sinnvoll. Alle Muskeln des Körpers müssen täglich zur Energieproduktion angeregt, die Fettsäuren regelmäßig verbrannt werden,

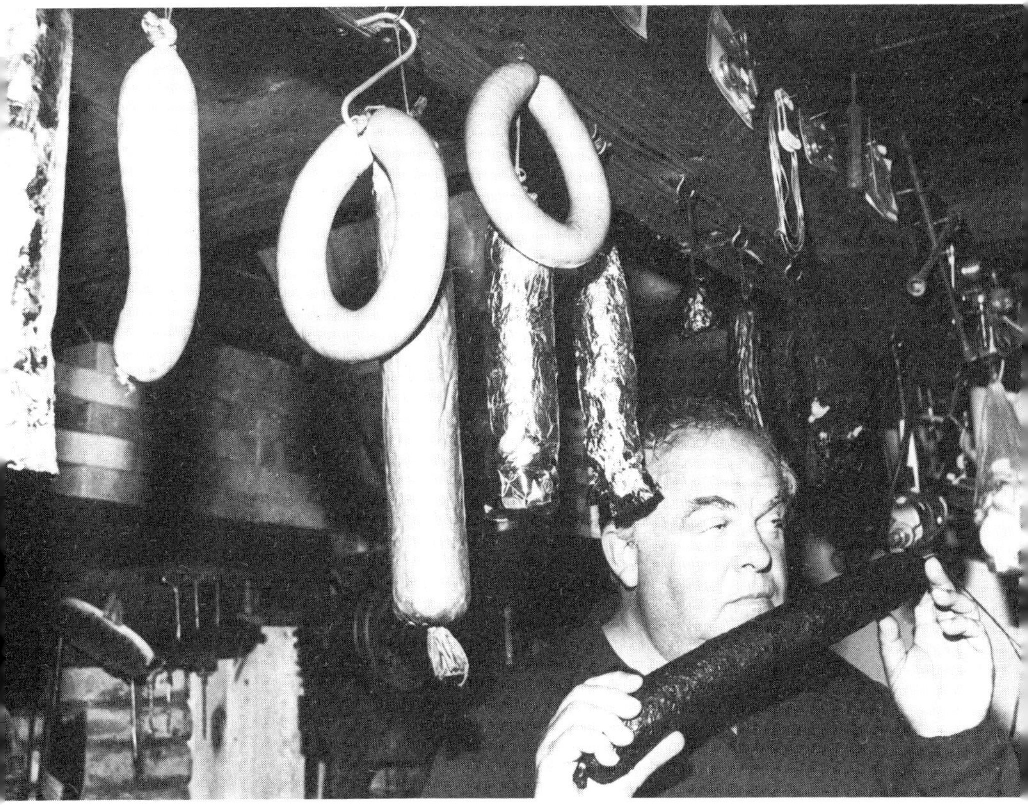

Allzuviel Eiweiß und Fett hat noch niemandem gut getan. Jochen Brockmann, bekannter Schauspieler, scheint hier zu demonstrieren, daß uns die Wurst bisweilen wurscht sein sollte.

damit das gesamte Muskelgewebe das überschüssige Fett aus dem Blut herausholt, so wie Löschpapier Tinte aufsaugt.
Neben der körperlichen Betätigung ist aber vor allem auch die Art der Ernährung von Bedeutung. Der Verdauungsapparat kann nur dann optimal funktionieren, wenn er vor der Mahlzeit leer und damit aufnahmebereit ist, das heißt wenn der Mensch Hunger verspürt. Ist der Darm vor der Mahlzeit leer, so kann er einerseits die angebotene Nahrung viel besser und vollständiger verwerten, andererseits werden die nicht verwertbaren Stoffe viel rascher ausgeschieden. Wer nur ißt, wenn er Hunger hat und vor der vollständigen Sättigung wieder aufhört, wird keine Beta-Lipoproteine im Blut haben. Denn es sind im Körper keine Überschüsse vorhanden, die beispielsweise im Fettgewebe abgelagert werden müssen. Das

Blut des körperlich aktiven Menschen, der nur bei Hunger ißt, enthält hingegen viele Alpha-Lipoproteine, die in den Fetten enthaltene Energie zu den Muskeln transportieren.

Kriege sind schrecklich, aber sie sind in mancher Hinsicht auch große Lehrmeister. Im Zweiten Weltkrieg wurden Norwegen und Dänemark, neutrale Staaten, militärisch besetzt. Dem ebenfalls neutralen Schweden blieb der Einmarsch fremder Truppen erspart. Es kam in den besetzten Teilen Skandinaviens zu einer Rationierung der Lebensmittel, die Bevölkerung hungerte, während sich in Schweden die Ernährungsgewohnheiten nur unwesentlich änderten. Nach Beendigung des Krieges war die Not in Norwegen und Dänemark schnell vorbei, und auch die Eßgewohnheiten der drei Länder glichen sich wieder aneinander an.

Man stellte fest, daß die Herzinfarkte in den beiden okkupierten und nur kärglich mit Lebensmitteln versorgten Ländern dramatisch abgenommen hatten und bis knapp nach 1945 statistisch gesehen um 50 Prozent unter dem schwedischen Durchschnitt lagen. Aber schon 1948 hatten alle skandinavischen Länder sich wieder aneinander angeglichen, zuerst in der Ernährung, dann in der Infarktrate.

Dies ist zwar ein makabres Beispiel, aber es zeigt doch, daß eine vernünftige Einschränkung der Ernährung sich positiv auf das Blutgefäßsystem auswirkt.

Es wird wohl nie ein sehr populärer Ratschlag sein, nur bei Hunger zu essen und noch dazu mit kleinen Mahlzeiten das Auslangen zu finden, denn gutes und reichliches Essen gehört zu den wirklichen Freuden des Lebens. Dem Hungrigen schmeckt jedoch jede Speise viel besser und ist ihm ein viel befriedigenderes Erlebnis als dem Satten — das mag ein kleiner Trost sein.

Wer zuviel ißt, wird dick. Bis vor etwa 20 Jahren wurde das im Körper deponierte Fett als für die Bewegung hinderlich und als unschön eingestuft, aus medizinischer Sicht war nur die zusätzliche Belastung des Herzens durch das höhere Körpergewicht und das größere Volumen, das durchblutet werden muß, von Bedeutung. In den letzten zehn Jahren ist es jedoch gelungen, eine Wirkung des Fettgewebes auf den Hormonhaushalt nachzuweisen. Im Fettgewebe werden einige Hormone gebunden und dadurch unwirksam; außerdem können sich dort gewisse Hormone chemisch verändern. Bei dieser Veränderung, die wahrscheinlich nur an wenigen Stellen des Fettdepots möglich ist, können chemische Verbindungen entstehen, die biologisch eine völlig entgegengesetzte Wirkung

besitzen; so kann zum Beispiel ein männliches Sexualhormon im Fettgewebe zu weiblichen Hormonen (Östrogenen) umgebaut werden.
Bisher glaubte man, dicke Leute wären vor allem wegen des größeren Gewichtes, das sie mit sich herumtragen müssen, weniger aktiv als schlanke. Heute ist man davon überzeugt, daß auch die durch das Fettgewebe ausgelösten Hormonveränderungen für diese mangelnde Beweglichkeit verantwortlich sind. Die Forschung auf diesem Gebiet ist jedoch noch sehr jung, und viele Fragen sind noch offen. Einige interessante Beobachtungen sind aber bereits gemacht worden: So stellte man fest, daß bei einigen Sportlern, die zur Stärkung ihrer Muskeln männliche Sexualhormone einnahmen, Brüste zu wachsen begannen. Offensichtlich wurde der Überschuß an männlichen Hormonen in weibliche Hormone umgewandelt.
Bei Abmagerungskuren, wenn sich das Fettgewebe abbaut, werden die abgelagerten und eventuell auch veränderten Hormone wieder frei und gelangen in den Blutstrom. Sie sind möglicherweise für manche der im Hungerzustand auftretenden psychischen und körperlichen Unannehmlichkeiten verantwortlich.
Die Frage des Zusammenhanges zwischen Hormonhaushalt und Fettgewebe wird in den nächsten Jahren mit Sicherheit in der Wissenschaft gründlich untersucht werden. Es sind hier noch sehr aufschlußreiche Ergebnisse zu erwarten und auch neue, zusätzliche Beweise für die altbekannte Tatsache, daß Übergewicht ungesund ist.

Ratschlag

- Falls Sie zu viele Kilogramm auf die Waage bringen: Reduzieren Sie möglichst Ihr Gewicht!

Weitere Gefahren für das Herz-Kreislauf-System

Magnesium- und Kalziummangel

In den letzten Jahren häufen sich die Beweise für die Bedeutung des Blutmagnesiumspiegels bei der Entstehung koronarer Herzerkrankungen. Hohe Magnesiumwerte scheinen einen Schutz dagegen zu bieten, und es

gibt bereits Wissenschafter, die einen niedrigen Magnesiumgehalt des Blutes ebenso für ein Infarktrisiko halten wie einen hohen Blutcholesterinspiegel. Magnesium vermindert die Bereitschaft der Arterienmuskulatur, sich zusammenzuziehen und damit den Blutkreislauf zu behindern.
Aber auch die Kalziumversorgung des menschlichen Organismus ist für die Funktion des Blutkreislaufes von Bedeutung. In den letzten Jahren ist es gelungen, jugendliche Patienten mit zu hohem Blutdruck mit einer entsprechend hohen Kalziumzufuhr erfolgreich zu behandeln. Es ist sehr einfach, die Kalzium- und Magnesiumversorgung des Körpers zu verbessern; dadurch ergeben sich vielversprechende neue Perspektiven für die Therapie von Gefäßerkrankungen.

Diabetes

Zuckerkranke dürfen nur wenig Kohlenhydrate essen, sie decken ihren Kalorienbedarf hauptsächlich über eiweiß- und fetthaltige Nahrungsmittel. Daraus ergeben sich folgende kritische Punkte für die gute Funktion des Organismus:

- Die milchsäurebildenden Darmbakterien, die entweder an der Darmwand haften oder direkt im Darminhalt angesiedelt sind, produzieren Milchsäure, die die Aufnahme (Resorption) von Kalzium und Magnesium fördert. Diese Darmbakterien, die normalerweise von den langsam verdaubaren Kohlenhydrate leben, sind beim Zuckerkranken sozusagen „unterernährt". Dadurch kann es leicht zu einer Störung der Kalzium- und Magnesiumversorgung kommen.
- Außerdem enthalten die Diäten, die Diabetikern empfohlen werden, häufig selbst auch relativ wenig Magnesium und Kalzium. Die geringe Zufuhr, verbunden mit einer schwachen Resorption, kann ein Gefährdungspotential für den Blutkreislauf darstellen.
- Da Diabetiker viel eiweißhaltige Nahrungsmittel — also auch Fleisch und Fisch — essen, kommt es zu einem Überschuß an Phosphat im Körper.
- Wegen der relativ schlechten Besiedlung des Darmtraktes mit Milchsäurebakterien funktioniert auch die Umwandlung von Cholesterin zu Koprosterin nicht optimal.

Zuckerkranke leiden sehr stark unter Zahnbetterkrankungen. Der Schwund des Kieferknochens beginnt bei ihnen schon sehr früh. Außerdem sind besonders bei jugendlichen Diabetikern Schäden des Blutgefäßsystems (zum Beispiel Herzinfarkte) eine häufige Todesursache. Töd-

liche koronare Herzerkrankungen kommen schon bei 18jährigen vor. Die Wissenschaft nimmt heute an, daß eine für die Zuckerkrankheit typische Gefäßschädigung dafür die Ursache sein könnte. Diese Gefäßschädigung ist aber möglicherweise durch eine entsprechende Diät teilweise beeinflußbar. So könnte beispielsweise eine gezielte Kalzium- und Magnesiumzufuhr hier helfen.
Die säurebildende Darmbakterienflora kann duch die Einnahme von Lactulose (einem unverdaulichen und dadurch auch für Diabetiker gut verträglichen Milchzuckerderivat) vermehrt und gepflegt werden. Das könnte die Herzerkrankungen bei Diabetikern vermeiden helfen. Allerdings liegen dazu bisher noch keine wissenschaftlichen Studien vor. Gesichert ist, daß sich durch eine solche Therapie die Zahnbetterkrankungen bessern.

Zähflüssiges Blut

Es ist offensichtlich, daß eine Verengung der Blutgefäße oder eine Versteifung der Arterienwände den Blutstrom behindern. Zusätzlich ist jedoch auch der Flüssigkeitsgrad (die Viskosität) des Blutes von großer Bedeutung für eine gute Zirkulation.
Am besten läßt sich das anhand einer Sanduhr erklären: Wenn man in eine Sanduhr zuerst Wasser und dann dickflüssiges Öl gießt, so wird das Wasser die Engstelle viel leichter passieren. Je dünnflüssiger also das Blut ist, um so leichter fließt es und um so problemloser arbeitet das Herz.

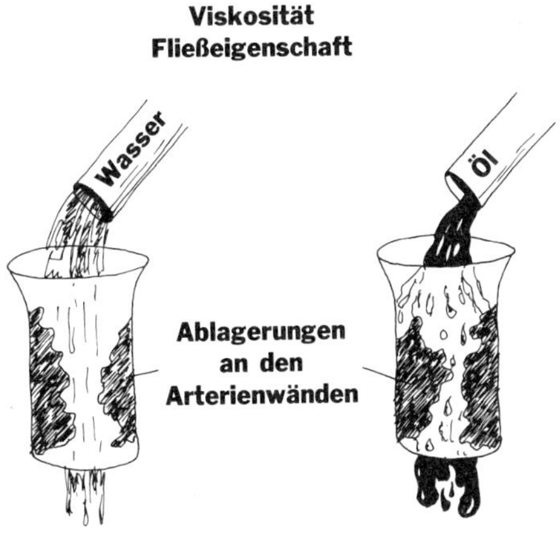

Je besser, je leichter das Blut fließt, desto einfacher ist die Herzarbeit.

Eine Möglichkeit, das Blut flüssiger zu machen, ist der Aderlaß. Früher war das die meistangewendete Methode, um Schlaganfälle zu behandeln. Heute kann man mit Acetylsalicylsäure, die zum Beispiel im allseits bekannten Aspirin enthalten ist, denselben Effekt und noch dazu mit längerer Wirkung, erreichen. Noch praktischer ist es, die Acetylsalicylsäure in mikroverkapselter Form einzunehmen, wodurch eine langsame Resorption garantiert wird. Es genügt, ein halbes Gramm dieses Medikaments mit der größten Tagesmahlzeit einzunehmen. Nach einem Monat Therapie sollte man zwei bis drei Monate Pause einlegen. Durch diese Behandlung wird das Blut nachweislich dünnflüssiger und die Blutgerinnung gehemmt. Menschen, die wegen anderer Erkrankungen über eine Zeitspanne Acetylsalicylsäure einnehmen mußten, haben deshalb seltener Herzinfarkte und Schlaganfälle.

Wenn Ihr Blut zu dickflüssig ist, versuchen Sie eine Behandlung mit Acetylsalicylsäure. Auf jeden Fall sollten Sie jedoch vorher einen Arzt konsultieren, der Ihnen sagen kann, ob diese Therapie für Sie geeignet ist oder nicht. Während der Schwangerschaft und bei Magen- oder Zwölffingerdarmgeschwüren dürfen diese Präparate nicht eingenommen werden.

Gesundheitsfahrplan

Gegen Gefäßerkrankungen kann man vorbeugen. Die folgenden einfachen oder gefahrlosen Ratschläge können Ihnen dabei helfen:

- Lassen Sie Ihren Blutdruck regelmäßig kontrollieren und lassen Sie dabei auch ein Elektrokardiogramm unter Belastung im Ergometer aufzeichnen.
- Wenn Sie zu einem Augenarzt gehen, lassen Sie auch Ihren Augenhintergrund prüfen, Veränderungen an den Blutgefäßen sind dort leicht feststellbar.
- Wenn Sie einen milden Bluthochdruck haben, steigen Sie auf salzarme Kost um. Sollte diese Maßnahme nicht genügen, kann Ihnen Ihr Arzt eines der verschiedenen blutdrucksenkenden Präparate verschreiben. Warten Sie mit der Behandlung nicht, bis Ihr Blutdruck stark überhöht ist.
- Rauchen Sie nicht. Wer aufhört zu rauchen, hat — statistisch betrachtet — sehr bald kein höheres Herzinfarktrisiko mehr als Nichtraucher.

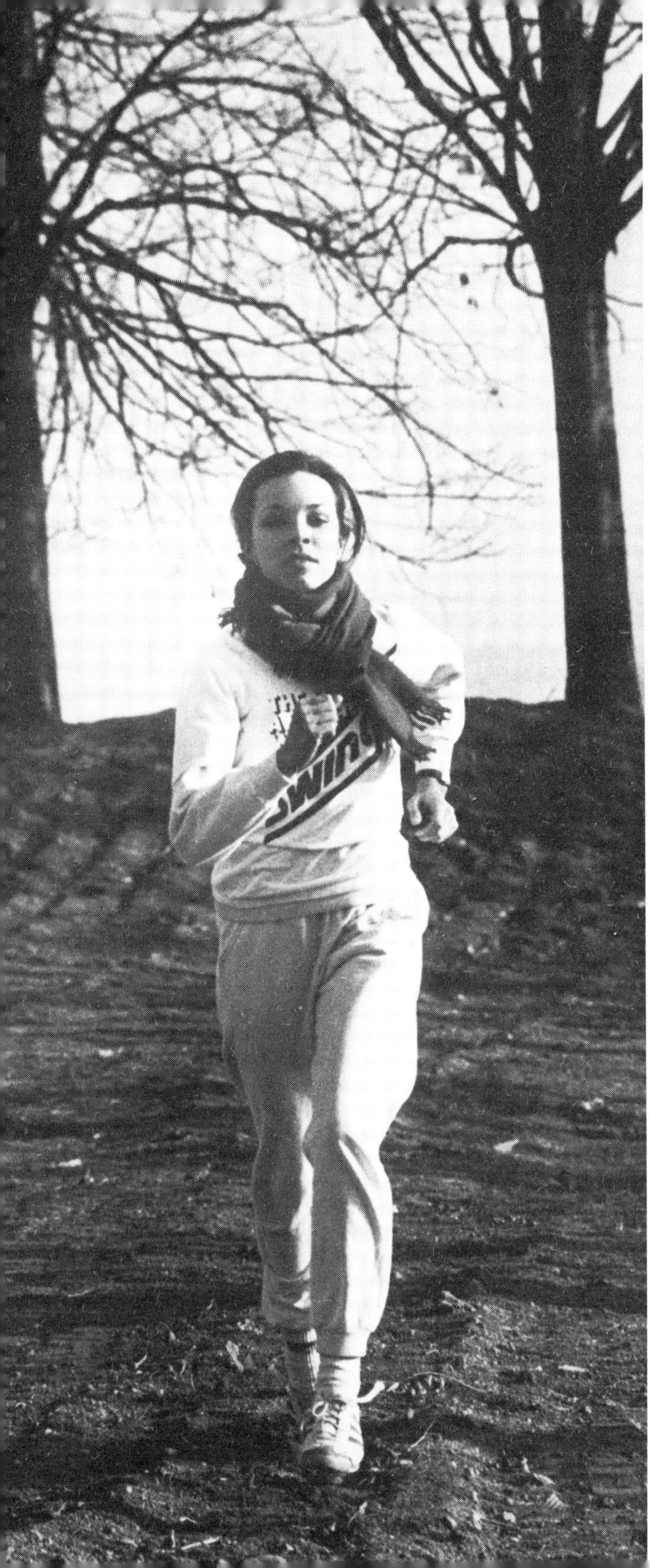

Nicole Kunz, junge Schauspielerin aus Wien, hat früh erkannt, daß vernünftige Ernährung und tägliche Bewegung dem Körper, der Gesundheit und damit dem eigenen Aussehen gut tun.

- Seien Sie körperlich aktiv. Langzeitleistungen sind kurzen Höchstleistungen unter maximaler Anstrengung vorzuziehen.
- Wenn Sie übergewichtig sind, bemühen Sie sich, abzunehmen.
- Essen Sie nur, wenn Sie Hunger haben. Kleine Mahlzeiten, die rasch und problemlos verdaut werden können, sind gesünder als üppige, ausladende Gerichte. Hören Sie auf zu essen, bevor Sie völlig satt sind. Setzen Sie häufig saure Milch und Joghurt auf den Speiseplan. Nehmen Sie auch Lactulose in kleinen Einzeldosen zu sich. Lactulose ist ein unverdauliches Milchzuckerderivat, es fördert das Wachstum der milchsäurebildenden Darmbakterien; nehmen Sie einen Teelöffel täglich in saurer Milch oder Joghurt ein; Lactulose hat ab einer Dosis von ein bis zwei Eßlöffeln täglich auch eine abführende Wirkung.
- Verwenden Sie zum Kochen und auch für Salate nach Möglichkeit Pflanzenöle mit einem hohen Anteil an ungesättigten Fettsäuren. Experten empfehlen, etwa ein Drittel des Gesamtkalorienbedarfs über Fette zu decken, davon wiederum sollten zwei Drittel aus Pflanzenölen bestehen.
- Trinken Sie Alkohol in kleinen Mengen und nur zu den Mahlzeiten.
- Kaffee ist in den üblichen Mengen unschädlich.
- Die Nahrung muß genügend Kalzium und Magnesium enthalten. Kalzium ist vor allem in Milchprodukten, Magnesium in Gemüse, Obst und Vollkornbrot enthalten. Eine einseitig auf Fleisch basierende Ernährung ist wegen des Phosphat-Überangebots zu vermeiden.
  Der schon weiter oben empfohlene Aufbau einer gesunden Darmbakterienflora, in der die milchsäurebildenden Bakterien überwiegen, garantiert eine gute Resorption von Kalzium und Magnesium.
- Sollte auch nur der Verdacht eines Vitaminmangels bestehen, nehmen Sie Multivitaminpräparate, die auch Spurenelemente enthalten, ein.

Je früher Sie mit dieser bewußten Gesundheitsvorsorge beginnen, desto besser wird der erzielte Erfolg sein. Auch schon eingetretene Gefäßschädigungen können wieder rückgängig gemacht werden.
Dazu ein Beispiel: Änderungen im Fettkonsum, salzarme Kost und die Einschränkung des Rauchens haben in den letzten zehn Jahren in den USA bewirkt, daß die Anzahl der benötigten Krankenhausbetten für Herzkranke um 22 Prozent, für Schlaganfälle um 32 Prozent zurückgegangen sind. Besser kann man die Bedeutung einer gründlichen und ausführlichen Information der Bevölkerung kaum demonstrieren.

KREBSERKRANKUNGEN

Weltweit ist ein großer Teil der medizinischen Wissenschaft damit beschäftigt, ein Heilmittel gegen Krebs zu finden. Die Krebsforschung beschäftigt die besten und ideenreichsten Wissenschafter, und dennoch sind die Erfolge einer effizienten Krebstherapie bisher bescheiden. Es gibt eine große Zahl unterschiedlichster bösartiger Geschwüre, die ihren Ursprung in den verschiedensten Geweben haben; daher ist es außerordentlich schwierig, wenn nicht gar unmöglich, eine „Wundermedizin" zu finden, die all diese Krebsarten heilen kann. Parallel dazu wird aber die Vermeidung einzelner Krebserkrankungen (zum Beispiel Lungenkrebs oder Dickdarmkrebs) heftig diskutiert und untersucht. In einzelnen Bereichen wurden in den letzten Jahrzehnten große Fortschritte gemacht und statistische Beweise für den Erfolg der Krebsvorbeugung gesammelt.
Der menschliche Körper ist nach einem ausgeklügelten Bauplan aufgebaut. Wird er an irgendeiner Stelle verletzt, so wird die alte Ordnung nach diesem Bauplan von den Zellen selbst wiederhergestellt — die Wunde heilt.
Bei Krebserkrankungen jedoch verhalten sich die Zellen plötzlich anders. Zuerst ist es eine einzige der Milliarden Zellen des Körpers, die aus der Reihe tanzt. Diese sogenannte Stammzelle arbeitet dann nicht mehr nach dem vorgesehenen Bauplan, sondern vermehrt sich außerhalb aller Regeln und verdrängt nach und nach mit ihren Nachkommen die gesunden Zellen.
Der Blutstrom kann einzelne dieser Zellen mitreißen, die sich in anderen Organen wieder einnisten und dort Tochtergeschwüre entstehen lassen, die wiederum die gesunden Zellen verdrängen und so die Zerstörung des menschlichen Organismus fortsetzen.

Man unterscheidet zwei Arten von Prophylaxe gegen diese bösartigen Neubildungen:

- die primäre Prophylaxe, die das Entstehen von Stammzellen zu verhindern sucht;
- die sekundäre Prophylaxe, die eine möglichst frühe Erkennung bereits bestehender Geschwüre anstrebt, die dann chirurgisch entfernt und weiters durch Bestrahlung vernichtet werden können.

In der primären Prophylaxe versucht man, alle Faktoren und Reize zu ver-

meiden, von denen man bereits mit Sicherheit annimmt, daß sie eine normale, gesunde Zelle in eine Krebsstammzelle umwandeln können. Diese Art der primären Prophylaxe kann jedoch nur jenen Krebserkrankungen vorbeugen helfen, bei denen die Schädigung und bösartige Veränderung einer Körperzelle von außen herbeigeführt wird. Diese Prophylaxe kann also Haut, Atmungsorgane, Verdauungstrakt und auch die von Hormonen gesteuerten Funktionen des menschlichen Körpers schützen.
Die sekundäre Prophylaxe, die Früherkennung von Krebserkrankungen anhand von Vorsorgeuntersuchungen, ist aber ebenso wichtig. Es gibt viele Krebsarten, die relativ langsam wachsen und bei denen es erst sehr spät zur Bildung von Tochtergeschwüren kommt. Diese Krebsgeschwüre können sowohl chirurgisch als auch durch Bestrahlung — am besten ist natürlich eine Kombination beider Methoden — entfernt werden.
Statistisch betrachtet häufen sich Krebserkrankungen in bestimmten Organen: Von 402.000 bekannten Krebsfällen in den Vereinigten Staaten im Jahre 1978 entfielen 24 Prozent auf Lungenkrebs, 13 Prozent auf Dickdarmkrebs und neun Prozent auf Brustkrebs. Bei allen anderen Organen lag die Rate unter fünf Prozent. Der Prozentsatz der drei erstgenannten Krebsarten ist tendenziell noch immer steigend, und es ist mit Sicherheit anzunehmen, daß in den nächsten Jahren mehr als 40 Prozent aller Krebserkrankungen auf Lungen- und Dickdarmkrebs entfallen werden. Da kein Gewebe des menschlichen Körpers von sich aus eine besondere Neigung hat, Krebsstammzellen zu produzieren, müssen die Schädigungen von außen kommen.

- Lungenkrebs wird hauptsächlich durch den inhalierten Teer aus Zigaretten und anderen Rauchwaren verursacht;
- Dickdarmkrebs entsteht, wenn sich Substanzen im Enddarm befinden, die dort nicht vorkommen sollten und die bei Verstopfung dort auch noch zu lange verweilen;
- Brustkrebs wird wahrscheinlich durch eine Störung des Hormonhaushalts hervorgerufen — diese Zusammenhänge sind jedoch noch nicht vollständig erfaßt und erkannt.

Lungenkrebs

Das Thema Lungenkrebs ist in der Öffentlichkeit weithin bekannt, die Zusammenhänge mit dem Rauchen sind eindeutig nachgewiesen, und kein Raucher kann heute mehr behaupten, er habe von dieser Gefährdung nichts gewußt. Es erübrigt sich, dieses Thema hier noch weiter zu behandeln.

Ratschlag

- Immer wieder muß es wiederholt werden: Nicht rauchen!

Dickdarmkrebs

Die Häufigkeit von Dickdarmkrebs hat in den letzten Jahren ungeheuer zugenommen. Ein Faktor für die Entstehung von Dickdarmkrebs ist eindeutig festgelegt: Obstipation beziehungsweise Verstopfung. Was immer den Enddarm reizt und schädigt, tut dies bei großer Verweildauer natürlich viel länger und intensiver. Alle natürlichen Mittel zur Regelung der Verdauung sind daher bei der Prophylaxe von Vorteil. Empfehlenswert sind vor allem Ballaststoffe, wie sie in Vollkornbrot, Gemüse, Obst und auch Weizenkleie enthalten sind, aber auch Milchzuckerderivate als Abführmittel (sie pflegen zusätzlich die natürlich vorkommenden säurebildenden Darmbakterien).
Die eigentliche Schädigung des Darmes scheint jedoch auch mit einer allzu reichlichen fett- und eiweißreichen Ernährung zusammenzuhängen. In den Nachkriegsjahren, etwa von 1945 bis 1950, war der Dickdarmkrebs in Mitteleuropa sehr selten; man aß in dieser Zeit, der Not gehorchend, nur sehr wenig Fett und Fleisch. Der Fett- und Fleischkonsum hat später dann rasant zugenommen, und auch die Dickdarmkrebsrate kletterte bedenklich in die Höhe.
Dieser Zusammenhang mit der Ernährung ist zwar noch nicht exakt wissenschaftlich bewiesen, wird aber von den meisten Forschern akzeptiert. Ausschlaggebend für eine gut funktionierende Verdauung ist die ausreichende Besiedlung des Darmes mit milchsäurebildenden Bakterien. Im Magen-Darm-Trakt des Menschen ist eine Unzahl von Bakterien angesiedelt — es gibt mehr Bakterien im Darm, als der Mensch Körperzellen hat. Manche bewegen sich frei, schwimmen sozusagen mit dem Darminhalt mit, andere kleben an der Schleimhaut des Dünn- und Dickdarmes; sie sind, wie der Fachausdruck heißt, dort angedockt.
Bei guter Ernährung vermehren sich diese Bakterien durch Teilung alle 20

Minuten. Über ein Drittel der Trockensubstanz des Stuhles besteht aus Darmbakterien.
Es gibt zwei große Gruppen von Darmbakterien:

- Die Milchsäurebakterien, die beim Konsum von Milchprodukten, Brot, Obst und Gemüse gut gedeihen, besonders aber durch Milchzucker beziehungsweise Milchzuckerderivate gefördert werden. Sie produzieren, wie der Name schon sagt, Milchsäure;
- die eiweißspaltenden Bakterien, die zur Vermehrung Fleisch, Fett oder deren Abbauprodukte, die bei der Verdauung entstehen, benötigen. Die eiweißspaltenden Bakterien erzeugen in ihrem Stoffwechsel nicht Säuren, sondern alkalische Substanzen.

Die Milchsäurebakterien können die in der Galle enthaltenen Stoffe abbauen und sich von ihnen ernähren. Die eiweißspaltenden Bakterien können das nicht. Die Konsequenz: Wenn der Organismus nicht von außen ernährt wird (das heißt wenn der Mensch Hunger hat), können die Milchsäurebakterien mit Hilfe der Gallensubstanzen überleben und vermehren sich auf Kosten der eiweißspaltenden Bakterien, die „verhungern". Bei einseitiger fett- und eiweißreicher Kost hingegen nehmen die alkalibildenden Bakterien überhand, die Milchsäurebakterien können sich nur schlecht vermehren.
Die Resorption von Fetten im Verdauungstrakt erfordert einen starken Gallefluß. Da nun aber nicht genügend Milchsäurebakterien vorhanden sind, um die Galle physiologisch abzubauen, gelangen noch unveränderte Gallesubstanzen in den Enddarm und reizen dessen Schleimhaut von innen her. Deshalb ist einseitig fette Kost, die dann immer auch eiweißreich ist, auf Dauer ungesund.
Manche Wissenschafter vertreten auch die Ansicht, daß die nur teilweise abgebauten Gallesubstanzen, die in den Enddarm gelangen, das Wachstum von Clostridien (eine Unterart von Darmbakterien) fördern, und daß erst diese Clostridien die Dickdarmschleimhaut schädigen und eine Krebserkrankung auslösen können.

Wie dem auch sei — die wissenschaftliche Beweisführung ist hier sehr schwierig —, die vorbeugenden Maßnahmen bleiben sich gleich: Eine Ernährung, die genügend Milchprodukte (saure Milch, Joghurt, Milchzucker oder Milchzuckerderivate) und auch Ballaststoffe enthält, ist nach dem derzeitigen Stand des Wissens der bestmögliche Schutz gegen die Entstehung eines Dickdarmtumors.

- Bei dieser Art der Ernährung wird eine Verstopfung vermieden, schädliche Substanzen, die sich eventuell im Darm befinden, werden rasch ausgeschieden;
- es sind auch genügend Milchsäurebakterien vorhanden, um die Gallesubstanzen vollständig abzubauen, bevor sie in den Enddarm gelangen.

Ratschlag

- Pflege der Milchsäurebakterien durch die regelmäßige Verwendung von Milch, saurer Milch, Milchzucker und Milchzuckerderivaten.
- Förderung der Verdauung durch eine ausreichende Versorgung mit Ballaststoffen.

Brustkrebs

Brustkrebs tritt in Ländern mit hohem Fettkonsum häufiger auf als in jenen, wo wenig Fett gegessen wird. Es gibt mehrere Hypothesen für diesen Zusammenhang, doch keine wird bisher allgemein oder auch nur von einem größeren Teil der Wissenschafter als richtig akzeptiert.
Abgesehen von einem zu hohen Fettkonsum könnten auch Störungen des Hormonhaushaltes bei der Entstehung von Brustkrebs eine Rolle spielen; zum Beispiel können weibliche Hormone, Östrogene, im Fettgewebe des menschlichen Körpers aus anderen Hormonen entstehen (siehe auch S. 26 ff.).
Der Östrogengehalt des Brustgewebes könnte ebenfalls von Bedeutung sein.
Da gesicherte Erkenntnisse auf diesem Gebiet derzeit noch fehlen, ist es heute noch nicht möglich, fundierte und begründbare Ratschläge zur Vorbeugung gegen Brustkrebs zu geben. Eine Reduzierung des Fettkonsums kann jedenfalls nicht schaden.

Leberkrebs

In großen Teilen Afrikas ist Leberkrebs der häufigste bösartige Tumor, während er in den Vereinigten Staaten nur etwa ein Prozent aller Krebserkrankungen ausmacht. Seit den sechziger Jahren weiß man, daß ein Pilz namens Aspergillus flavus und die von ihm gebildeten Aflatoxine für die hohe Leberkrebsrate in Afrika verantwortlich sind. In feucht-heißem Klima wächst der Aspergillus flavus auf manchen Nahrungsmitteln, wenn sie unsachgemäß gelagert werden. Die Aflatoxine gelangen dann über den Magen-Darm-Trakt in die Leber.
Es wurden auch zahlreiche andere Substanzen in der Nahrung, so etwa die chemischen Verbindungen, die beim Braten von Fleisch aus Fetten entstehen, auf ihre krebsauslösende Wirkung untersucht. Die Krebsforschung ist bemüht, den verschiedensten Hinweisen nachzugehen, um die möglichen Ursachen für die Krebsentstehung zu entdecken.

Wenn man jedoch das Krebsproblem in seiner Gesamtheit überblickt, so stellt man fest, daß der Prozentsatz an bösartigen Neubildungen in verschiedenen Organen nie auch nur annähernd die Bedeutung des Lungen- und Dickdarmkrebses erlangen können. Und diese beiden Krebsarten lassen sich durch eine gezielte Prophylaxe weitgehend vermeiden. Lungenkrebs kann man zu einem großen Teil verhindern, wenn man nicht raucht; und wer einige einfache Ernährungsregeln beherzigt, ist weit weniger anfällig für Dickdarmkrebs. Da Lungen- und Dickdarmkrebs ein Drittel aller Krebserkrankungen ausmachen, ist durch diese simplen vorbeugenden Maßnahmen ein großer Fortschritt in der Krebsvermeidung möglich.

Verhinderung der Entstehung von Krebsstammzellen

Neben der Erforschung der äußeren Reize, die Krebs verursachen können, gibt es auch Untersuchungen, die der Frage nachgehen, wie im Körper selbst die Umwandlung normaler, gesunder Zellen in bösartige Zellen unterbunden oder zumindest verringert werden könnte. Viele krebserregende Substanzen müssen, um überhaupt wirksam zu werden, mit sogenanntem „freien“ Sauerstoff reagieren, das heißt mit jenem Sauerstoff, der

noch nicht irgendwo fest eingebunden ist und daher sehr bereitwillig eine Verbindung mit einer anderen chemischen Substanz eingeht. Der Grundgedanke dieses Forschungszweiges ist es nun, diesen freien Sauerstoff abzufangen, bevor er mit diesen gefährlichen Substanzen reagieren kann. In Tierversuchen haben sich Beta-Karotin (Provitamin A) und Vitamin E als zweckmäßig erwiesen. Nun wird an einer der berühmtesten medizinischen Universitäten in den Vereinigten Staaten, der Harvard Medical School, eine fünfjährige Studie mit Beta-Karotin durchgeführt, für die sich 26.000 Ärzte zur Verfügung gestellt haben.
Die Forschung in diesen Fragen steckt jedoch noch in den Kinderschuhen, eine wissenschaftliche Beweisführung ist äußerst schwierig.
Es kann aber keinesfalls schaden, regelmäßig Beta-Karotin und Vitamin E in einer Dosierung einzunehmen, wie sie in guten Multivitamin-Präparaten ohnehin vorhanden ist; dies wird auch von berühmten Krebsforschern empfohlen, die diesen Ratschlag auch selbst befolgen.
Von der sekundären Krebsprophylaxe war bisher nur wenig die Rede. An dieser Stelle soll daher noch einmal betont werden, daß Gesundenuntersuchungen, durch die eine Früherkennung und damit die frühzeitige Behandlung von Krebserkrankungen möglich wird, unbedingt zu empfehlen sind.

Gesundheitsfahrplan

Folgende leicht durchzuführende Änderungen der Ernährungs- und Lebensgewohnheiten können dazu beitragen, das Krebsrisiko des einzelnen zu vermindern:

- Rauchen Sie nicht.
- Essen Sie nur, wenn Sie Hunger haben, und bevorzugen Sie kleine Mahlzeiten; dadurch wird die Verdauungsarbeit des Darmes erleichtert.
- Vermeiden Sie ein Zuviel an fetten und zu eiweißreichen Speisen (insbesondere Fleischprodukte).
- Pflegen Sie Ihre Darmbakterienflora und sorgen Sie vor allem für gute Wachstumsbedingungen für die Milchsäurebakterien, indem Sie genügend Sauermilch, Joghurt, Milchzucker beziehungsweise Milchzuckerderivate in Ihren Speiseplan aufnehmen.
- Essen Sie genügend Ballaststoffe (Vollkornbrot, Gemüse, Obst) und

Milchzucker beziehungsweise Milchzuckerderivate, um die Darmtätigkeit anzuregen.

- Wenn Sie Multivitamin-Präparate einnehmen, sorgen Sie dafür, daß auch genügend Vitamin E, Beta-Karotin und Spurenelemente darin enthalten sind.
- Um den Körper gesund zu erhalten und seine Widerstandskraft zu erhöhen, ist es auch ratsam, Alkohol in kleinen Mengen und nur zu den Mahlzeiten zu trinken, salzarme Kost zu bevorzugen, für eine ausreichende Kalzium- und Magnesiumzufuhr zu sorgen, körperlich aktiv zu leben und eventuell vorhandenes Übergewicht abzubauen.

Wie man sieht, sind die Ratschläge zur Krebsverhütung jenen zur Vermeidung von Gefäßerkrankungen sehr ähnlich. Ganz allgemein kann man sagen, daß bei einer Lebensweise, die die hier genannten Punkte berücksichtigt, sich das menschliche Leben in vielen Fällen verlängern läßt und auch die Lebensqualität dadurch entscheidend verbessert wird. Neben diesen offensichtlichen Vorteilen für den einzelnen würden dadurch auch die Krankenkassen, die heute unter einem chronischen finanziellen Defizit leiden, beträchtlich entlastet.

Schifahren: das ist Bewegung in frischer Luft und jenseits jedes Stresses... Gesundheit kann man also auch vergnügt erhalten.

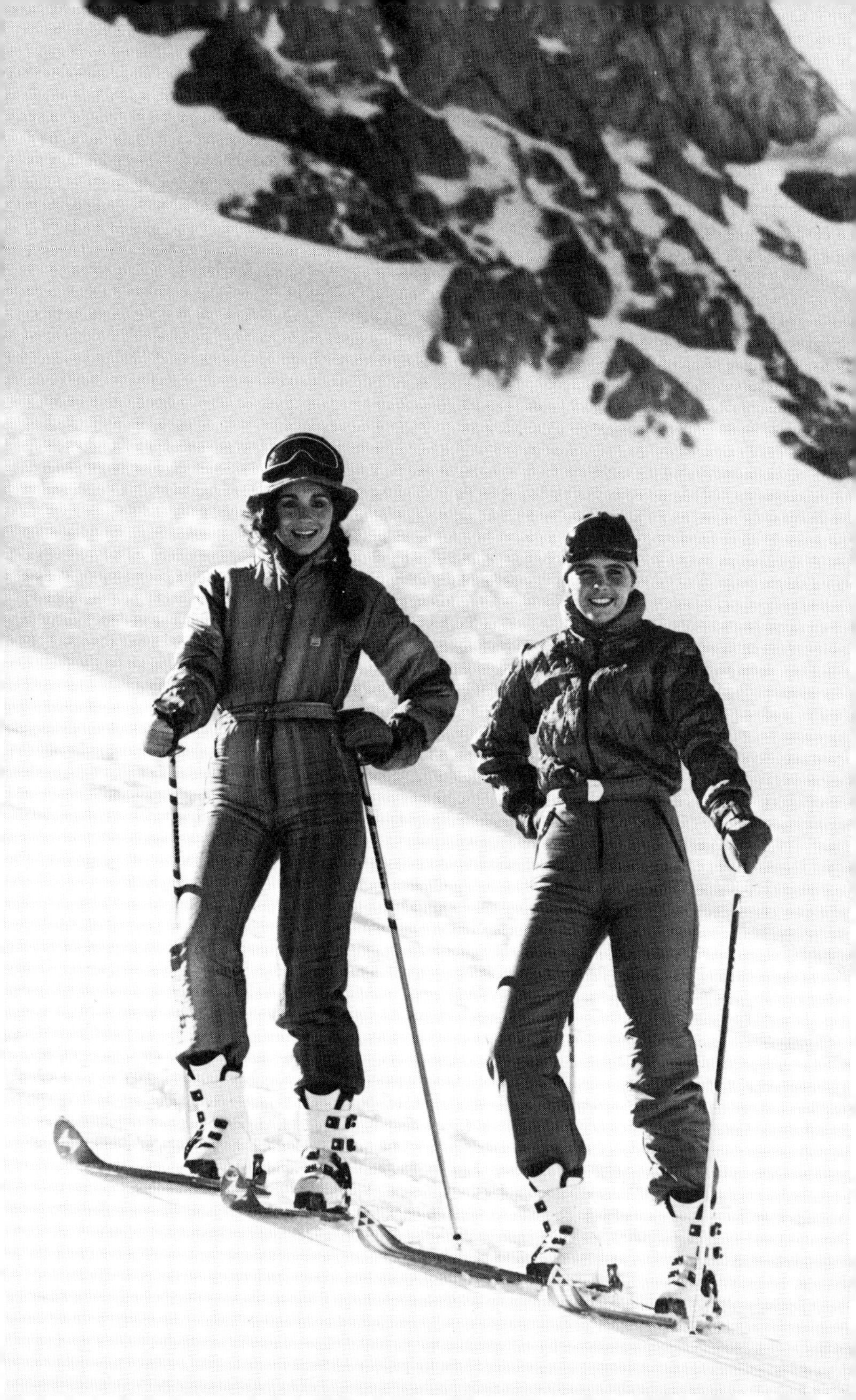

VERDAUUNG UND GESUNDHEIT

Die medizinische Forschung ist in drei aufeinanderfolgende Arbeitsschritte gegliedert: Zuerst muß sie die Mechanismen einer Krankheit abklären. In dieser ersten Phase werden der Ablauf einer Krankheit und ihre Ursachen bis ins kleinste Detail untersucht. Ist diese Frage einmal geklärt, werden die möglichen Therapien und Behandlungsformen erforscht und erprobt. Erst in der dritten, letzten Phase kommen Überlegungen zur Vorbeugung, das heißt zur Prophylaxe hinzu. Zur Prophylaxe gehören beispielsweise auch Impfungen, die von einem Arzt durchgeführt werden und keine Mithilfe des Patienten erfordern.
In den meisten Fällen verlangt die Prophylaxe jedoch ein aktives Mitdenken der Menschen, sie müssen für die Mitarbeit an ihrer Gesundheit motiviert werden. Wie aber motiviert man Menschen? „Warum sollte ich salzarm essen?“, fragt sich der 30jährige; „Weshalb sollte ich nicht rauchen?“, fragt die 18jährige, die mit ihrer Zigarette nicht nur interessant und verführerisch wirken will, sondern damit auch ihren Hunger bekämpft und sich später von dieser schlechten Angewohnheit nicht mehr trennen kann.
Zur Motivation benötigt man Information. Aber die meisten Untersu-

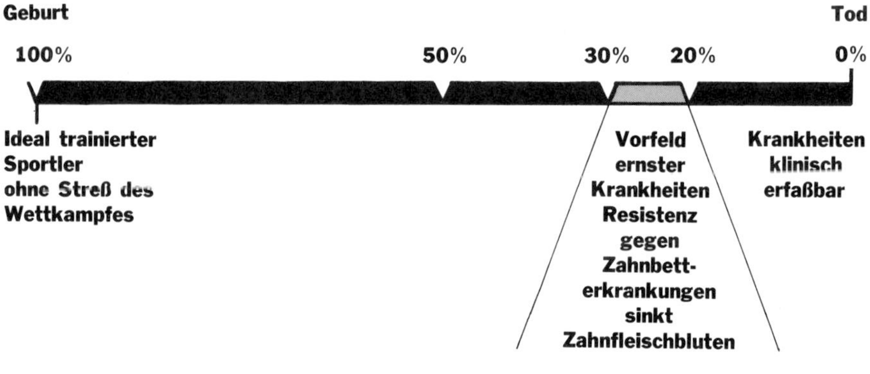

Diese Gesundheitsskala zeigt das Spektrum vom ideal trainierten Sportler bis zum Todkranken. Jeder einzelne sollte in dieser Skala seinen Platz suchen – und danach trachten, ihn möglichst weit links anzusiedeln.

chungen über vorbeugende Maßnahmen erscheinen in Fachzeitschriften und sind, da sie sich der unter Ärzten üblichen Fachsprache bedienen, für den Laien praktisch unlesbar. Die Schwierigkeit einer effektiven Prophylaxe beruht heute nicht mehr auf einem mangelnden Wissen über die notwendigen Vorbeugungsmaßnahmen. Was fehlt, ist die Motivation der Bevölkerung.

Psychologen sagen, nichts motiviere besser als der Erfolg. Den Erfolg einer Prophylaxe, sprich den besseren Gesundheitszustand des einzelnen, kann man erfassen, und man könnte ihn in einer Art „Gesundheitsskala" eintragen.

Zahnfleischbluten als Warnsignal

Wenn der Körper nicht gesund ist, zeigt er das anhand deutlich erkennbarer Signale. Das wohl wichtigste dieser Zeichen ist das Zahnfleischbluten, das eintritt, sobald das Vorfeld einer Krankheit erreicht ist, das heißt wenn der Mensch nahe daran ist, wirklich zu erkranken. Es gibt auch noch andere Signale, aber keines ist so auffallend.

Zahnfleischbluten entsteht durch Zahnbetterkrankungen, diese wiederum sind ein Zeichen für andere Störungen im menschlichen Organismus. An den skandinavischen Universitäten, die führend in der Erforschung der Zahnbetterkrankungen sind, wird für deren Entstehung folgende Formel angegeben:

$$\text{Parandontale Erkrankung (PE)} = \frac{\text{Plaque x Verweildauer}}{\text{Resistenz}}$$

Das bedeutet, daß sich Zahnbetterkrankungen um so eher vermeiden lassen, je kürzer die Verweilzeit der gefährlichen Plaque auf den Zähnen ist. Deshalb ist eine häufige und gründliche Mundhygiene notwendig. Es bedeutet aber auch, daß sich diese Krankheit verringern läßt, wenn man die Resistenz, also die Widerstandskraft des Organismus, dagegen erhöht. Die Verbesserung der Widerstandskraft in dieser Formel hat zur Folge, daß der Gesundheitszustand auf der oben angeführten Gesundheitsskala nach links, das heißt zu besseren Werten, verschoben wird, beispielsweise von 40 Prozent zu 70 Prozent gesund.

Der grundlegende Versuch dazu wurde an Pferden durchgeführt: Sie erhielten ein Futter, das viel Phosphat und wenig Kalzium enthielt, mit dem Ergebnis, daß sich die Zähne bei diesen Pferden lockerten.

Bei Menschen, deren Widerstandskraft gegen Zahnbetterkrankungen geschwächt war und die dementsprechend lockere Zähne hatten, wurde ein Hormon nachgewiesen, das die Fähigkeit hat, Kalzium aus dem Knochensystem herauszulösen. Dieses Hormon wird produziert, sobald in der Nahrung zu wenig Kalzium enthalten oder die Kalziumaufnahme über den Verdauungstrakt gestört ist.
Um die Resistenz gegen diese Erkrankung zu steigern, muß man daher für ein ausreichendes Kalziumangebot in der Nahrung sorgen und gleichzeitig alles dazu tun, um eine optimale Kalziumverwertung im Organismus zu ermöglichen. Das erfordert einen gut funktionierenden Darm; bei Darmstörungen geht das Kalzium über den Magen-Darm-Trakt verloren.
Milchprodukte aller Art, Möhren/Karotten, Oliven, Orangen, Blaubeeren/Heidelbeeren, Ananas und Sauerkraut enthalten viel Kalzium und werden auch durchwegs als „gesunde" Lebensmittel anerkannt. Die Forderung nach einer ausreichenden Kalziumzufuhr über die Nahrung ist also leicht zu erfüllen.
Viel schwieriger ist es, eine gute Resorption, das heißt Aufnahme des Kalziums, durch den Organismus zu erreichen. Dazu muß zuerst einmal das Kalzium im Darm in löslicher Form vorliegen. Zwischen den feinsten Darmzotten muß ein schwach saures Milieu herrschen. Im alkalischen Bereich ist das Kalzium mit den im Darm immer vorhandenen Fettsäuren fest verbunden (Kalzium-Seifen), daher unlöslich und für den Organismus nicht verwertbar.
Um die weiteren Bedingungen für eine gute Kalziumresorption (und auch die Aufnahme anderer Nährstoffe) verstehen zu können, ist es notwenig, auf die Darmbakterienflora etwas genauer einzugehen.

Die Bedeutung der Darmbakterien

Die Außenfläche des menschlichen Körpers, die Hautoberfläche, beträgt etwa 2 bis 3 m^2, die Innenfläche des Darmes, der mit einer Vielzahl mikroskopisch kleiner Zotten überzogen ist, hingegen etwa 200 bis 300 m^2. An dieser riesigen Fläche vollzieht sich die Aufnahme von Nährstoffen in den Organismus. Ein Teil des Darmes, der obere Dünndarm, ist besonders für die Resorption von Kalzium von großer Bedeutung. Es muß jedoch der gesamte Magen-Darm-Trakt gut funktionieren, weil es bei jeder Störung zu Kalziumverlusten kommt.

Wer für einen gesunden Darm sorgt und sich damit rechtzeitig um eine optimale Resorption der Nahrung kümmert, der macht auf der oben genannten Gesundheitskala einen großen Sprung hin zu guten Gesundheitswerten.
Wie eine Blume mit ihren Wurzeln und den feinsten Wurzelenden, dem Wurzelbart, aus der Erde alles holt, was sie zum Leben braucht, so zehrt auch der Mensch von dem, was in seinem Darm enthalten ist. Die Darmzotten entsprechen dem Wurzelbart, und die Erde ist die Nahrung, die wir ständig dem Magen-Darm-Trakt zuführen. Im Darm des Menschen leben Milliarden Bakterien, wie übrigens auch in der Erde. Die Zahl der Zellen des menschlichen Körpers ist etwa gleich groß wie die Zahl der Bakterien im Darm. Sie schwimmen entweder frei im Darminhalt oder sind an die Darmzotten angeklebt, oder angedockt, wie es in der Fachsprache heißt. Auf den Zotten bilden sie manchmal einen dichten Rasen, der einerseits die Darmwand mechanisch schützt, anderseits aber auch die Resorptionsvorgänge beeinflußt. Ein Rasen mit milchsäurebildenden Bakterien wird durch die Produktion von Milchsäure an der Darmwand, das heißt in der Resorptionszone, für eine gute Löslichkeit von Kalzium sorgen.
So gefährlich krankheitserregende Keime im Darm sein können (zum Beispiel Ruhr, Typhus, Cholera), so wichtig ist die gesunde, physiologische Darmbakterienflora für das Wohlbefinden des Menschen.
Man kann die Besiedlung mit Bakterien in vier Gruppen einteilen, die den Gesundheitszustand des Darmes charakterisieren:

- *optimal:* Es befinden sich hauptsächlich milchsäurebildende Bakterien im Darm; sie bilden keine Gase.
- *normal:* Es herrscht eine Mischflora vor. Neben den Milchsäurebakterien finden sich auch viele andere, darunter auch gasbildende Arten.
- *krankhaft:* Zur normalen Darmflora kommen auch noch Schmarotzer wie Bandwürmer oder Peitschenwürmer hinzu.
- *tödlich:* Ruhr-, Cholera- oder Typhusbakterien sind in höchstem Maße alarmierende Krankheitssymptome.

Die milchsäurebildenden Bakterien sind „Gastarbeiter für die Gesundheit“. Bei guter Darmfunktion und einer gesunden Ernährung wird man immer auch eine gesunde Bakterienflora vorfinden. Menschen mit Darmstörungen hingegen (Verstopfungen, Blähungen, Durchfall bei geringstem Anlaß) haben meist auch eine gestörte Besiedlung des Darmes. Diese Menschen können die aufgenommenen Nährstoffe nur schlecht verwerten (zum Beispiel das Kalzium), und sie scheiden über den Darm nicht alle schädlichen Substanzen aus, die auf diesem Weg den Körper verlassen sollten.

Sie neigen auch zu Zahnfleischbluten und haben einen üblen Mundgeruch, was nicht weiter verwunderlich ist, denn der Mund ist ein Teil des Verdauungstraktes, und Störungen in diesem Bereich wirken sich natürlich auch im Mund aus.

Will man solche Störungen beheben, so muß man das gesamte Verdauungssystem berücksichtigen; nur den Magen oder die Leber zu beachten, genügt nicht. Ein eminent wichtiger Teil des Verdauungstraktes sind auch die Darmbakterien. Manche Forscher messen ihnen die gleiche Bedeutung wie der Bauchspeicheldrüse oder der Magensaftproduktion zu. So wie die Leber für eine gute Verdauung unabdingbar ist, sind es auch die Darmbakterien; auf die relative Bedeutung kommt es dabei nicht an.

Es ist jedoch ohne Zweifel einfacher, die Darmbakterienflora zu regenerieren, als sich eine neue Leber einpflanzen zu lassen. Der Vergleich mit einem Vierzylindermotor ist, wenn auch etwas „mechanistisch", recht treffend: Magen, Leber, Bauchspeicheldrüse und Darmbakterien sind die vier einzeln arbeitenden Zylinder. Die Verbesserung der Arbeitsleistung eines Zylinders wird immer auch die Arbeit der anderen Einheiten des Motors unterstützen und erleichtern. Nur wenn der gesamte Motor gut arbeitet, das heißt wenn der gesamte Verdauungstrakt in Ordnung ist, fühlen wir uns wohl.

Die Regeneration der gesunden Darmbakterienflora

Damit eine gesunde Darmbakterienflora gut gedeihen kann, muß man folgende Ratschläge beachten:

Nur bei Hunger essen

Die Mahlzeiten sollten immer so klein sein, daß man nachher noch nicht ganz satt ist. Warme Speisen sind besser als kalte, da insbesondere fetthaltige Nahrung dann viel schneller und besser verwertet werden kann. Bei großen, üppigen Mahlzeiten dauert es sehr lange, bis sie vollständig verdaut sind. Dadurch bleiben halbverdaute Nahrungsbestandteile relativ lange im Darm, die ein idealer Nährboden für unerwünschte Keime sind. Meist handelt es sich dabei um alkalibildende Bakterien, die auf Eiweiß und Fett wachsen können. Wenn sich übelriechende Gase bilden, dann ist das ein sicheres Zeichen für eine falsche Darmbakterienflora. Eine zielführende, wenn auch nicht gerade sanfte Methode zur Herstellung einer gesunden Darmflora besteht darin, 24 Stunden lang zu fasten. Dann sind die Keime, die Eiweiß als Nährboden benötigen, stark dezimiert und werden von den Milchsäurebakterien überwuchert. Die Milchsäurebakterien können die immer vorhandenen Gallenstoffe abbauen und bleiben daher auch im Hungerzustand vital.

Regelmäßige Zufuhr von milchsäurebildenden Bakterien

In saurer Milch, Joghurt sowie in einigen Präparaten (zum Beispiel *Antibiophilus®)* sind solche Bakterien enthalten.

Förderung des Wachstums der Milchsäurebakterien

Dies kann auf folgende Arten geschehen:

- Auf allen langsam verdaulichen Kohlenhydraten können die Milchsäurebakterien gut wachsen. Zu diesen Kohlenhydraten zählen beispielsweise Obst, Trockenfrüchte (Fruchtzucker wird langsam aus dem Darm resorbiert), Vollkornbrot und Honig.
- Die Trockensubstanz der Magermilch, das Magermilchpulver, enthält 50 Prozent Milchzucker. Auf Milchzucker wachsen die gesunden Darmbakterien besonders rasch. In Fabriken, die Milchsäurebakterien herstellen, verwendet man Milchzucker, um eine optimale Ernährung und ein rasches Wachstum zu gewährleisten. Im menschlichen Darm kommt es vor allem darauf an, daß die Milchsäurebakterien gut ernährt werden und sich rasch vermehren. Bei guter Ernährung überwuchern diese säureproduzierenden Bakterien alle anderen Keime, denn Säuren werden von den eiweißspaltenden, alkalibildenden Bakterien nicht vertragen. Wenn Bakteriologen eine Probe auf den Gehalt an Milchsäurebakterien überprüfen, geben sie etwas Milchzucker hinzu und stellen die Reagenzschale für eine Woche in den Brutschrank. Nach dieser Zeit haben sich auch kleinste Spuren von Milchsäurebakterien so stark vermehrt und soviel Milchsäure produziert, daß sie alle anderen Arten verdrängen.
- Besonders wirksam ist auch die Lactulose, ein Milchzuckerderivat. Regelmäßig in kleinen Dosen eingenommen, fördert sie die Milchsäurebakterien vor allem deshalb ganz besonders, weil sie selbst unverdaulich ist, also vom Körper nicht verwertet werden kann, und somit

die Möglichkeit hat, sich auf der riesigen Innenfläche des Darmes zu verteilen. Höhere Lactulose-Dosierungen haben zusätzlich eine abführende Wirkung.

- Eine der wichtigsten Aufgaben der Milchsäurebakterien ist es, die Bestandteile der Galle abzubauen. Ein Frühstück, bestehend aus zwei weichgekochten Eiern und einem Brötchen mit Honig, führt dazu, daß die morgens prall gefüllte Gallenblase geleert wird. Die Gallensäuren, die eine Schutzfunktion auf die Milchsäurebakterien ausüben, tragen zu einem gesunden Bakterienwachstum bei.

Ballaststoffe regen die Verdauung an

Ballaststoffe, sie werden auch Diätfasern genannt, zwingen die Darmmuskulatur zur Arbeit; sie halten den Tonus, das heißt die Spannung in der Darmwand aufrecht und sind bei der Regulation der Verdauungstätigkeit von größter Bedeutung. Jene Nerven, die die Spannung der Darmwandmuskulatur und den Weitertransport der Nahrung im Darm steuern, regen gleichzeitig die Drüsen des Magen-Darm-Traktes zur Produktion der Verdauungssäfte an. Eine schlaffe Darmmuskulatur bedeutet daher stets auch eine spärliche Sekretion von Verdauungssäften. Ballaststoffe fördern beide Funktionen.

In den Diätfasern werden aber auch bestimmte Stoffe wie in einem Schwamm festgehalten und anschließend ausgeschieden. Beispielsweise wird Cholesterin zum Teil an Ballaststoffen fixiert und auf diesem Weg einem weiteren Kreislauf im Organismus entzogen. In exakten Versuchen, die unter wissenschaftlich einwandfreien Bedingungen durchgeführt wurden, stellte man jedoch auch fest, daß Ballaststoffe die Resorption, die Verwertung bestimmter Substanzen, so zum Beispiel der fettlöslichen Vitamine sowie der Spurenelemente, hemmt. Es ist daher nicht sehr vorteilhaft, bei ein und derselben Mahlzeit Diätfasern und gleichzeitig wertvollste Nährstoffe zu sich zu nehmen, die möglichst rasch und vollständig resorbiert werden sollen. Um hingegen die Darmmuskulatur zu stärken und die Sekretion der Verdauungssäfte zu steigern, ist eine ballaststoffreiche Kost, die wenig Fett und Eiweiß enthält, sehr gut geeignet. Es empfiehlt sich also, eine Trennung in der Diät vorzunehmen: Morgens und mittags sollten die Mahlzeiten konzentriert und reich an Vitaminen (insbesondere an fettlöslichen Vitaminen) sein, abends hingegen vor allem aus Ballaststoffen bestehen.

Durch diese Teilung in ballaststoffreiche Mahlzeiten und Mahlzeiten mit

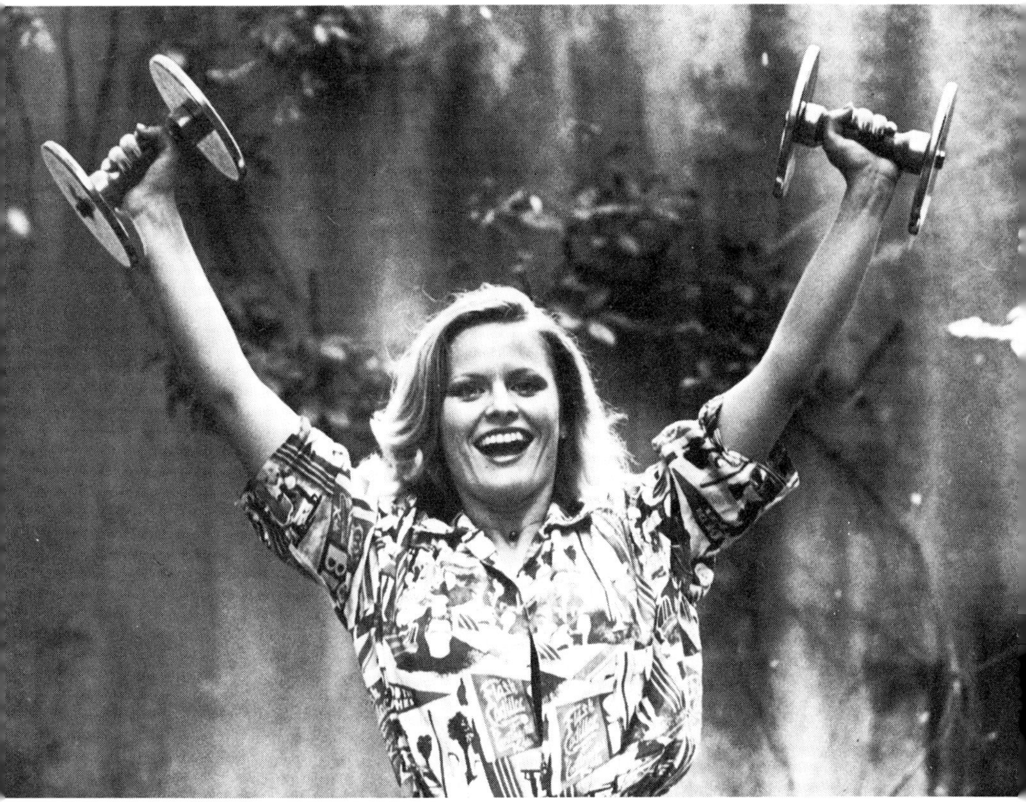

Ein ständig trainierter Körper stellt seelisches Gleichgewicht her.

konzentrierten Nährstoffen erhält man beispielsweise auch die Möglichkeit, vor großen körperlichen Leistungen — wo Ballaststoffe nur hinderlich sein können — sehr konzentrierte Nahrung zu sich zu nehmen. In Phasen relativer Ruhe hingegen können Ballaststoffe auch dazu beitragen, ein eventuell vorhandenes Übergewicht abzubauen: Die Darmmuskulatur, die durch die Ballaststoffe angeregt wird, verbraucht bei ihrer Arbeit Kalorien, so wie jedes andere Muskeltraining auch.

Trockenes Brot und Milch zu Diätkuren

Die meisten Fachärzte für Magen-Darm-Krankheiten empfehlen bei Verdauungsstörungen gerne Zwieback. Luftgetrocknete Brötchen mit Milch sind der Hauptbestandteil vieler berühmter Diätkuren.
In der Nähe des St. Gotthard in der Schweiz gibt es ein Bergtal, in dem die

Bauern früher nur zweimal im Jahr Brot gebacken haben, das dann an der Luft getrocknet wurde. Sie aßen täglich von diesem trockenen Brot, was wahrscheinlich, ebenso wie die Milchprodukte, zur Gesundheit dieser Leute beigetragen hat. Es kann mit Sicherheit nicht schaden, einmal zwei Wochen lang nur Zwieback, luftgetrocknetes Brot oder trockene Brötchen zu essen und dazu Milch zu trinken; Verdauung und Wohlbefinden können dadurch wahrscheinlich verbessert werden.

Die Funktion der gesunden Darmbakterien

- Die gesunden Darmbakterien sind in der Lage, gewisse Vitamine, so das Vitamin K und die meisten Vitamine der B-Gruppe, zu synthetisieren.
- Die gesunden Darmbakterien stellen einen mechanischen Schutz für die Darmwand dar, und sie können schädliche Keime in ihrem Wachstum hemmen und schließlich vernichten.
- Sie erzeugen an der Darmwand, also in jenem Bereich, wo die Nährstoffe in den Organismus übergehen, Milchsäure. Diese Ansäuerung macht Mineralsalze (vor allem Kalzium und Magnesium) löslich und bringt sie so in eine aufnehmbare Form; außerdem trägt sie zur Verwertung von Vitaminen und manchen Spurenelementen bei.

Vitamin E etwa wird in allen Lehrbüchern der Biochemie als „im alkalischen Bereich instabil" bezeichnet, das heißt, es zersetzt sich, noch bevor es resorbiert werden kann, sofern die alkalischen Darmbakterien vermehrt vorhanden sind.
Das Vitamin C (Ascorbinsäure) kann im alkalischen Bereich unlösliche Salze bilden; dadurch kann auch seine Aufnahme behindert werden. Ähnlich verhält es sich auch mit manchen Spurenelementen. Wichtige, lebensnotwendige Stoffe (Vitamin bedeutet ja nichts anderes als „zum Leben notwendig") gehen bei einer ungesunden Darmflora dem Körper verloren.
Bei Darmstörungen, die immer auch eine Schädigung der Darmbakterien mit sich bringen, kann es auch geschehen, daß Substanzen über den Darm ausgeschieden werden, die bereits im Organismus integriert waren. Normalerweise werden nur Schadstoffe ausgeschieden; der Verlust an Nährstoffen bewirkt das „Welken" der Patienten mit Darmerkrankungen, sie verlieren sehr rasch ihr gesundes und normales Aussehen, ähnlich wie Blumen, die in ausgetrockneter oder nährstoffarmer Erde leben müssen.

Gesundheitsfahrplan

In den allermeisten Fällen, das heißt bei etwa 90 Prozent aller Menschen, ist die Regenerierung einer gesunden Darmbakterienflora sehr einfach: Es genügt, einmal pro Tag als Zwischenmahlzeit einen halben Liter saure Milch zu trinken, in die ein Teelöffel Lactulose (ein Milchzuckerderivat) eingerührt wird. Vorher und nachher sollte man ein Stunde lang nichts essen. Beta-Karotin (etwa Oleovit.-A + D-Lösung) enthält die wichtigen Vitamine A und D sowie große Mengen Beta-Karotin (Provitamin A), das derzeit im Großversuch auf seine Wirkung bei der primären Krebsprophylaxe geprüft wird. Wer der Sauermilch einige Tropfen beifügt, sorgt für eine gute Resorption dieser Vitamine.

In einigen Fällen jedoch (etwa 10 Prozent) ist die Regenerierung einer gesunden Darmbakterienflora schwieriger, und daher sind — aber nur dann — zusätzliche Maßnahmen erforderlich. Es wurde bereits beschrieben, daß die milchsäurebildenden Bakterien von größter Bedeutung für eine gute Verdauung sind. Es gibt nun Präparate, die besonders leistungsstarke und widerstandsfähige Bakterien dieser Art enthalten. Die Vitalität der im Darm vorhandenen Milchsäurebakterien ist von Mensch zu Mensch verschieden, daher kann es, wenn die eigenen Milchsäurebakterien schwach sind, sinnvoll sein, solche Präparate anzuwenden. Sie enthalten auch Bakterienstämme, die gegen Antibiotika resistent sind; wer genötigt ist, häufig Antibiotika einzunehmen, wird hier eine wertvolle Hilfe finden, da die Antibiotika die natürliche Darmflora angreifen und schädigen. Auf jeden Fall empfiehlt es sich aber, bei ernsthaften Verdauungsstörungen einen Arzt zu konsultieren, der dann eine angemessene Therapie auswählen wird.

Säurebildende Darmbakterien verwandeln Kohlenhydrate in Milchsäure. Bei Zufuhr von Milchzucker erfolgt die Vermehrung dieser Bakterien besonders rasch. Der normale Milchzucker wird, wenn auch langsam, verdaut und verschwindet damit aus dem Verdauungstrakt. Das Milchzuckerderivat Lactulose hingegen ist unverdaulich und somit der ideale Nährboden für die Milchsäurebakterien. Auch Diabetiker können Lactulose verwenden, da sie ja nicht in den Organismus resorbiert wird. Die Dosis sollte jedoch zweimal einen Eßlöffel pro Tag nicht übersteigen.

Für die Regenerierung der Darmbakterienflora bei Obstipation wird folgende Dosierung empfohlen: Mit einem Teelöffel Lactulose pro Tag beginnen und nach und nach die Dosis langsam steigern. Man kann zum

Beispiel außer dem Teelöffel Lactulose in der sauren Milch zur Zwischenmahlzeit einen weiteren Teelöffel voll dem Frühstückskaffee beimischen. Magermilchpulver besteht etwa je zur Hälfte aus Milcheiweiß und Milchzucker. Mischt man etwa zwei Eßlöffel Magermilchpulver in ein Joghurt, erhält man eine vitaminreiche, wohlschmeckende und gesunde Einzelmahlzeit. Mit Hilfe einer solchen Mahlzeit pro Tag kann die Darmbakterienflora ebenfalls regeneriert werden. Im Sommer kann man das Magermilchpulver beispielsweise auch über Speiseeis streuen; auch mit Apfelmus oder Kompott schmeckt es gut. Wer anfangs Schwierigkeiten mit der Lactulose hat (die Umstellung der Bakterien kann anfangs Blähungen verursachen), hat mit dem Magermilchpulver einen brauchbaren Ersatz zur Verfügung.

Durch Zufall wurde die unterstützende Wirkung der Acetylsalicylsäure entdeckt. Man hat festgestellt, daß Patienten, die wegen eines anderen Leidens über lange Zeit hinweg Acetylsalicylsäure (Aspirin®) einnehmen mußten, ein wesentlich geringeres Herzinfarkt- und Schlaganfallrisiko hatten.

Dennoch sollte man — sofern der Arzt nichts anderes verordnet — dieses Präparat nicht länger als einen Monat hintereinander, und nicht mehr als 0,5 g täglich mit der größten Tagesmahlzeit einnehmen. Dann ist es notwendig, zwei bis drei Monate Pause einzulegen. In dieser Dosierung kann das Präparat jedoch als unschädlich betrachtet werden. Schwangere und Patienten mit Magen- oder Zwölffingerdarmgeschwüren dürfen Acetylsalicylsäure jedoch keinesfalls verwenden.

Die Regenerierung der gesunden Darmbakterienflora kann nur langsam erfolgen, bis zur gänzlichen Umstellung dauert es etwa vier Wochen. Die beschriebenen Maßnahmen sollten etwa zwei Monate durchgeführt werden, nach der ersten Behandlung kann eine längere Pause eingelegt werden, da sich eine einmal etablierte Bakterienflora sehr lange gut erhält. Bei einer Wiederholung genügt es, die Therapie etwa vier Wochen durchzuführen. Es kann jedoch nicht schaden, regelmäßig jeden Tag einen halben Liter saure Milch mit einem Teelöffel Lactulose zu trinken. Wichtig ist es vor allem auch, dafür zu sorgen, daß die Verdauung immer — auch während der Kuren — normal bleibt.

Was tun bei Verstopfung?

Ballaststoffe regen die Darmtätigkeit an und fördern daher den Abbau einer bestehenden Verstopfung. Sie sind beispielsweise in Weizenkleie,

Vollkornbrot, Obst und Gemüse vorhanden. Ballaststoffe können aber auch die Aufnahme von Mineralsalzen, fettlöslichen Vitaminen sowie Spurenelementen behindern. Es ist daher nicht empfehlenswert, zu jeder Mahlzeit große Mengen an Ballaststoffen zu verzehren. Um die Muskelspannung und die Aktivität des Magen-Darm-Traktes aufrechtzuerhalten und zu fördern, genügt es, einmal alle 24 Stunden eine Mahlzeit zu sich zu nehmen, die viel Diätfasern enthält. Dadurch ergibt sich eine Art „Intervall-Training“, eine Methode, die auch in der Vorbereitung zum Leistungssport voll anerkannt ist. Muskeln, die ständig überfordert werden, zeigen weniger Wachstum und Leistungssteigerung als solche, denen man zwischendurch auch Ruhepausen gönnt.

Beispiele für ballaststoffreiche kleine Einzelmahlzeiten:
- Milch mit Vollkornbrot oder Haferflocken;
- saure Milch mit Trockenfrüchten;
- Joghurt mit frischem Obst.

Der Wechsel zwischen faserfreien und ballaststoffreichen Einzelmahlzeiten bekämpft eine bestehende Verstopfung noch wirksamer als die Dauerverwendung von Diätfasern.
Ein besonders wertvolles Lebensmittel in diesem Zusammenhang ist das Sauerkraut. Es ist reich an Ballaststoffen, enthält viel Milchsäure (es wird ja durch eine Milchsäuregärung hergestellt) und auch reichlich Vitamin C und Kalzium. Kalzium sollte in der Ernährung in einem ausgewogenen Verhältnis zu Magnesium (in vielen Ballaststoffen vorhanden) enthalten sein.
Außer im Sauerkraut findet man Kalzium vor allem in Milchprodukten, aber auch in Möhren/Karotten, Oliven, Orangen, Blaubeeren/Heidelbeeren, Preiselbeeren, Datteln, Feigen, Grapefruit und Zitronen. Da in der Nahrung mehr Kalzium als Phosphat enthalten sein soll, ist eine Einschränkung beim Konsum von Fleichprodukten sinnvoll. Fleisch enthält viel Phosphat und wenig Kalzium. So sollte man zum Beispiel während Abmagerungskuren nicht nur mageres Kalbfleisch, sondern auch mageren Hüttenkäse (Ricotta) essen.
Alkohol hemmt nach Meinung vieler Forscher die Resorption von Magnesium, man sollte daher den Alkoholkonsum nicht übertreiben. Anderseits fördert Alkohol die Produktion von Magensäften und regt die Verdauung an; es kann nicht schaden, kleine Mengen Bier oder Wein zu den Mahlzeiten zu trinken. Alkalische Tafelwässer hingegen sollte man weitge-

Frühstück: (ohne Ballaststoffe)	Kaffee oder Tee mit Milch, gemischt mit einem 1/2 Teelöffel Lactulose ein weichgekochtes Ei etwas Käse ein Brötchen mit Butter und Honig Vitamine (Multivitamin-Präparat mit Beta-Karotin und Spurenelementen)
Mittagessen:	Verschiedene beliebige Gerichte, jedoch mit wenig Gemüse (das heißt wenig Ballaststoffen) Falls Alkohol getrunken wird, zum Abschluß etwas Käse Bei einer Mahlzeit ohne Alkohol zum Abschluß Milchkaffee Bei Übergewicht ein- oder zweimal wöchentlich mittags nur Sauermilch oder Joghurt
Abendmahlzeit: (reich an Ballaststoffen)	Milch mit Haferflocken oder Weizenflocken und frischem Obst *oder* Joghurt mit frischen Früchten *oder* Sauermilch mit Trockenfrüchten Ab und zu frisches Sauerkraut mit Vollkornbrot
Zwischenmahlzeit:	1/2 Eßlöffel Lactulose in saurer Milch (oder in Joghurt)

hend vermeiden, da sie die von den Milchsäurebakterien produzierten Säuren unwirksam machen.

Überhaupt sollte man möglichst versuchen, die gute Funktion der Verdauung und die Bildung einer gesunden Darmbakterienflora gleichzeitig zu unterstützen. Die Diät-Beispiele oben sind so ausgewählt, daß beide Ziele damit erreicht werden können.

Weitere gesundheitsfördernde Maßnahmen

Die meisten Menschen kennen das Gefühl, wie bei Anspannung oder Angst der Mund trocken wird. Dies bedeutet nichts anderes, als daß sich bei Streß die Sekretion der Speicheldrüse verringert und weiters auch die Produktion von Verdauungssäften sowie die Arbeit der Darmmuskulatur weitgehend aufhört. Überarbeitete oder in ihrer Grundeinstellung nervöse Menschen sollten sich daher nach jeder Mahlzeit etwa 20 Minuten ausruhen und versuchen, sich zu entspannen. Diese Ruhepause führt automatisch zu einer Verstärkung der Arbeit der Darmmuskulatur und zu einer besseren Sekretion der Verdauungssäfte. Wichtig ist es, dabei völlig „abzuschalten“: Wenn die Pulsfrequenz, die man leicht messen kann, sinkt, so ist das ein Zeichen dafür, daß sich der Körper vom Streß erholt und sich entspannt.

Bei Streß bilden sich in der Nebennierenrinde bestimmte Hormone (die Corticoide), die die Aufnahme von Kalzium in den Organismen hemmen. Da Vitamin D umgekehrt die Kalziumaufnahme fördert, sind Sonnenbäder, möglichst bei natürlicher Sonnenbestrahlung (notfalls aber auch unter künstlicher Höhensonne) empfehlenswert. So wird Vitamin D in der Haut gebildet. Man sollte dabei jedoch nicht übertreiben.

Auch körperliche Arbeit und Sport bessern den Allgemeinzustand, sofern sie nicht in belastende Überanstrengung ausarten.

In der Sauna kommt es durch den plötzlichen Wasser- und Natriumverlust im Schweiß zu einer vermehrten Corticoidausschüttung in der Nebennierenrinde, die sich störend auf die Kalziumresorption auswirkt. Dennoch können Sauna-Bäder in zwei- bis dreiwöchigen Abständen, kombiniert mit anschließender Sonnenbestrahlung (künstliche Höhensonne), kaum Schaden anrichten.

MOTIVATION ZUR BEFOLGUNG DES GESUNDHEITSFAHRPLANS

Wenn man die Maßnahmen vergleicht, die einerseits die Erhöhung der Widerstandskraft gegen Zahnbetterkrankungen bewirken, anderseits zur Vorbeugung gegen Schäden am Gefäßsystem und gegen zwei der häufigsten Krebsarten (Lungen- und Dickdarmkrebs) dienen, so entdeckt man erstaunliche Parallelen.

Aus der Auflistung (Seite 57) ist ersichtlich, daß die Ratschläge zur Vermeidung dieser verschiedenen Krankheitsarten zu einem Großteil ident sind. Das hat einerseits zur Folge, daß Zahnbetterkrankungen immer auch als Warnsignal für andere Schäden im Organismus angesehen werden müssen, zum anderen aber auch, daß die hier empfohlenen Maßnahmen gegen diese Zahnbetterkrankungen auch eine Wiederherstellung der Gesundheit, der Leistungsfähigkeit und des Wohlbefindens des gesamten Menschen bewirken.

Der entscheidende Unterschied zwischen den gefährlichen Gefäß- und Krebserkrankungen einerseits und den Zahnbetterkrankungen anderseits besteht darin, daß letztere viel früher auftreten. Ab dem 30. Lebensjahr beginnen die Zahnbetterkrankungen ernsthafte Schäden anzurichten. Ab dem 35. Lebensjahr gehen dadurch mehr Zähne als durch Karies verloren. Wer seine Widerstandskraft gegen diese Krankheiten mit Hilfe des hier beschriebenen Gesundheitsfahrplans verbessert, kann den Erfolg daran bemessen, wie das Zahnfleischbluten, ein äußeres Symptom der Zahnbetterkrankungen, verschwindet. Erfolg ist sicherlich immer die beste Motivation.

Da die Prophylaxe gegen die relativ früh auftretenden Zahnbetterkrankungen und die erst später, etwa ab dem 50. Lebensjahr erscheinenden, lebensbedrohenden Gefäß- und Krebserkrankungen praktisch ident ist, bedeutet eine frühzeitige Resistenzsteigerung gegen die Zahnschäden auch einen Schutz gegen koronare Herzerkrankungen, Schlaganfälle, Lungen- und Dickdarmkrebs.

Wird eine Diät gegen Herzinfarkt nach dem ersten Infarkt begonnen und

Erhöhung der Widerstandskraft gegen Zahnbetterkrankungen	*Vorbeugung gegen Schäden des Gefäßsystems und zwei der häufigsten Krebserkrankungen*
Alkohol nur in kleinen Mengen zu den Mahlzeiten trinken	Alkohol nur in kleinen Mengen zu den Mahlzeiten trinken
Viel Milchprodukte konsumieren, um eine gute Kalziumzufuhr und -resorption zu gewährleisten	Viel Milchprodukte konsumieren, um eine gute Kalziumzufuhr und -resorption zu gewährleisten
Nur bei Hunger essen	Nur bei Hunger essen
Die gesunde Darmbakterienflora pflegen	Die gesunde Darmbakterienflora pflegen
Multivitaminpräparate mit Spurenelementen einnehmen	Multivitaminpräparate mit Spurenelementen einnehmen
Für ausreichende Mengen Vitamin E und Beta-Karotin im Körper sorgen	Für ausreichende Mengen Vitamin E und Beta-Karotin im Körper sorgen
Viel Ballaststoffe zu sich nehmen, damit dem Körper genügend Magnesium zugeführt und die Darmmuskulatur angeregt wird	Viel Ballaststoffe zu sich nehmen, damit dem Körper genügend Magnesium zugeführt und die Darmmuskulatur angeregt wird
Körperlich aktiv leben, damit die Muskeln trainiert werden	Körperlich aktiv leben, damit die Muskeln trainiert werden Salzarm essen Nicht rauchen Pflanzenöle mit ungesättigten Fettsäuren konsumieren

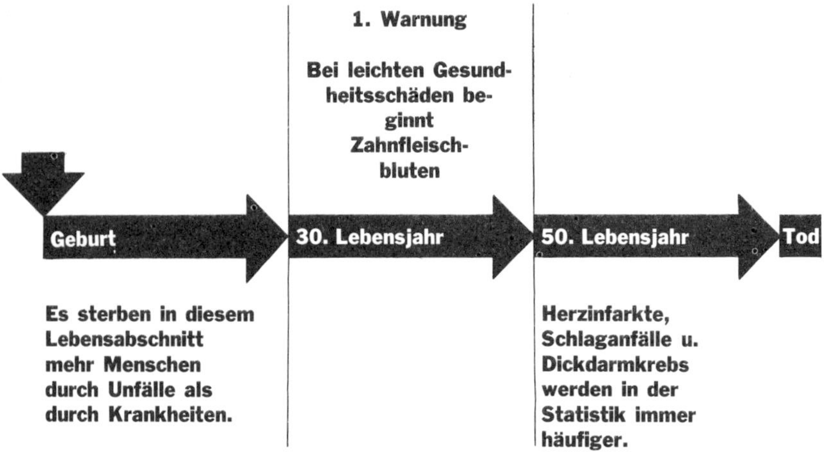

Zwischen dem Stadium des Gesundseins und ernsthaften Krankheiten liegt der Zeitpunkt der ersten ernsten Warnung: Zahnfleischbluten!

die Lebensweise erst dann geändert, so ist es wesentlich schwieriger, eine wirkliche Besserung des Zustandes zu erzielen.

Es gibt — leider aber noch nicht hierzulande — einen Club, den Coronary Club, der allen Menschen offen ist, die ihren ersten Herzinfarkt überlebt haben. Die Mitglieder erhalten genaue Informationen über den letzten Stand der Forschungsarbeiten auf diesem Gebiet und werden beraten, wie sie einen zweiten Infarkt vermeiden können. Die Mitglieder der Coronary-Clubs erleiden, obwohl ihre Gefährdung durch den ersten Herzinfarkt bewiesen ist, nur selten einen zweiten. Mit Sicherheit ist hier eine starke Motivation vorhanden, alles Mögliche zu unternehmen, um einen neuerlichen Infarkt zu vermeiden. Dies kann als Beweis dafür gelten, daß das Um und Auf einer wirksamen Prophylaxe immer und vor allem die Motivation, die aktive und engagierte Teilnahme des Patienten ist.

Wer diese Motivation schon früher, beispielsweise beim ersten Auftreten von Zahnfleischbluten, aufbringt, wird dafür mit einer guten Gesundheit belohnt. Viele berühmte Ärzte bezeichneten das Zahnfleisch schon als „Barometer der Gesundheit“. Wir müssen lernen, dieses Frühwarnsystem, das auch funktionelle Störungen der Verdauung und damit einen gestörten Gesundheitszustand anzeigt, zu beachten und rechtzeitig Konsequenz daraus zu ziehen.

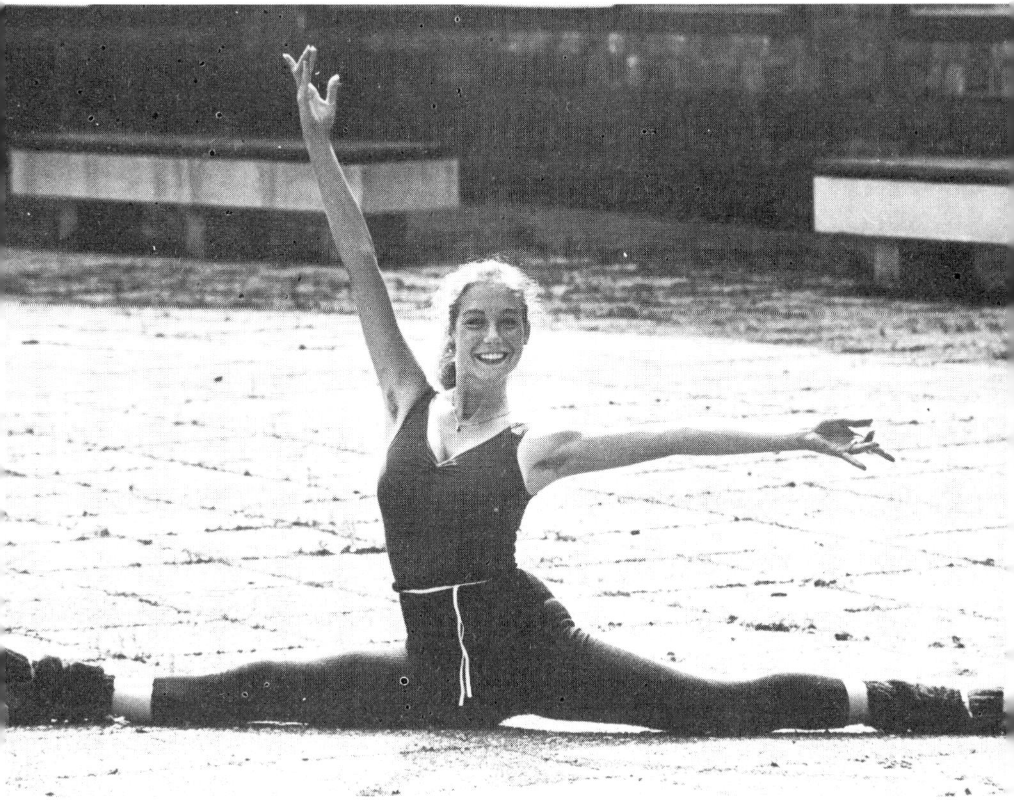

Man muß ja nicht gleich Spitzenleistungen anstreben. Der „Spagat“ soll wirklich den dafür besonders Begabten vorbehalten bleiben. Was aber wir alle zu erreichen versuchen sollten: inneres Glück durch vernünftiges, gesundheits-fahrplanmäßiges Leben.

DIE EDITION „AKTIVE GESUNDHEIT" —

Ein Service des Orac-Verlages

Eine vernünftige Lebensführung, körperliche Aktivität und eine maßvolle, ausgewogene Ernährung verbessern den Gesundheitszustand jedes einzelnen, erhöhen seine Leistungsfähigkeit, die Freude am Dasein und damit auch die Lebensqualität. Die vorhergehenden Kapitel haben zum einen gezeigt, wie man mit einfachen Mitteln seine Gesundheit erhalten kann, zum anderen kommen hier auch die physiologischen und biochemischen Zusammenhänge zur Sprache. Viele gesundheitliche Schwierigkeiten — Bluthochdruck, Herz/Kreislauf-Krankheiten, Krebs, Diabetes — wurden hier zumindest kurz angesprochen; nicht alle konnten — das hätte den Rahmen dieses kleinen Buches gesprengt — in aller Ausführlichkeit beschrieben werden.

Die Edition „AKTIVE GESUNDHEIT" des Orac-Verlages, die sich mit Gesundheitsproblemen befaßt, bietet auch für viele dieser spezielleren Bereiche „Gesundheitsfahrpläne" an.

DIABETES ist eine sehr weit verbreitete Krankheit, die bei Übergewichtigen, Frauen, älteren Leuten und Armen häufiger auftritt als bei der restlichen Bevölkerung. Eine erfolgreiche Behandlung beziehungsweise Einstellung von Diabetikern beruht auf drei Säulen, die sich mit den Stichworten „Diät, Bewegung und Insulin" treffend umschreiben lassen. Das von Dr. med. James W. Anderson verfaßte Buch „Diabetes" könnte, so lobte die *Sunday Times* bei Erscheinen der englischen Originalausgabe, „der größte Fortschritt in der Behandlung des Diabetes seit der Entdeckung des Insulins sein. Jeder Diabetiker sollte es lesen". Unter anderem wird hier ausführlich auf die sogenannte FKR-Diät eingegangen, eine Diät, die reich an Faserstoffen und Kohlenhydraten ist und sich hervorragend für Diabetiker eignet.

Während das Buch „Diabetes" von James W. Anderson die Theorie darlegt, ist das *„Diätkochbuch für Diabetiker"* von Dr. med. Jim Mann sozusagen dessen praktische Fortsetzung. Die Kochrezepte sind so ausgewählt, daß nicht nur die Diabetiker selbst, sondern auch deren Familien daran Geschmack finden können. Da Diabetiker stets auf die richtig dosierte

Kalorien- und Nährstoffzufuhr achten müssen, ist jedem Rezept eine ausführliche Nährwertanalyse vorangestellt. Dr. med. Jim Mann hat diese neuartige Diät mit zahlreichen Diabetes-Patienten erprobt und schreibt dazu: „... nahezu jeder, der unsere ganzheitliche Diät versucht hat, hält sie für ein weitaus geschmackvolleres und köstlicheres Ernährungsprogramm, und nur ganz wenige haben jemals ihre alten Eßgewohnheiten wieder aufgenommen." Ein zweiter Band des *Diabetiker-Kochbuchs* läßt besonders die Feinschmecker unter den Zuckerkranken (und auch deren Angehörige) auf ihre Rechnung kommen.

Diabetes kann unter anderem auch durch Übergewicht ausgelöst werden. Übergewicht trägt — die statistischen Zusammenhänge sprechen da eine immer deutlichere Sprache — aber auch zur Entstehung einer Reihe anderer Krankheiten bei; so hängt zum Beispiel der *Bluthochdruck* damit zusammen. Bluthochdruck ist viel weiter verbreitet, als man gemeinhin annimmt; in westlichen Ländern weist etwa jeder fünfte erhöhte Werte auf. Bluthochdruck ist eine Krankheit, die man nicht bagatellisieren sollte, denn in seinem Gefolge treten zum Beispiel Schlaganfälle gehäuft auf. Die beiden Autoren des Buches „Hoher Blutdruck", Dr. Eoin O'Brien und Prof. Dr. Kevin O'Malley, schreiben dazu: „Etwa 60 Prozent der Menschen, die an Bluthochdruck leiden, sind sich dessen nicht bewußt... Die meisten Ärzte haben auch Patienten, bei denen durch eine rechtzeitige Behandlung des Bluthochdrucks ein Herzanfall oder ein Nierenversagen ohne weiteres hätte verhindert werden können."

In ihrem Buch gehen sie ausführlich auf die notwendigen Gegenmaßnahmen ein, geben eine schrittweise Anleitung zur Blutdruckmessung, analysieren die Faktoren, die Bluthochdruck verursachen, machen praktische Vorschläge für eine gesündere Lebensführung und berichten über die Wirkungsweise und die Nebenwirkungen der heute gängigen blutdrucksenkenden Medikamente.

Der Blutdruck ist die „Antriebskraft" dafür, daß das Blut vom Herzen in alle wichtigen Arterien verteilt wird und in der Folge den Körper mit Sauerstoff und Nährstoffen versorgt. Anschließend muß jedoch das Blut in den Venen wieder zum Herzen zurücktransportiert werden. Hier spielen andere Kräfte eine Rolle; im wesentlichen sind es bestimmte Sogwirkungen, die durch das Atmen und die Muskeltätigkeit entstehen. Innerhalb der Venen sorgen geschickt konstruierte Klappen dafür, daß das Blut nur in eine bestimmte Richtung — zurück zum Herzen — fließen kann. Besonders jene Klappen, die in den Venen nahe der Körperoberfläche liegen, sind sehr empfindlich, insbesondere jene an den Beinen. Werden diese Klappen aus irgendeinem Grund beschädigt, bilden sich *Krampfadern;* sie sind eines der häufigsten Leiden in der westlichen Welt. Über Krampfadern kursieren eine ganze Menge falscher Vorstellungen. Harold Ellis, der als Chirurg viel mit diesen Problemen zu tun hat, räumt in seinem Buch „Krampfadern“ mit diesen Vorurteilen auf, erklärt mit einfachen Worten, wie sie entstehen und welche Behandlungsmethoden heute verfügbar sind. Auch er bietet einen „Gesundheitsfahrplan“ an, schlägt Turnübungen vor, die die Durchblutung der Beine fördern, und beschreibt, wie man Stützstrümpfe anzieht und Bandagen anlegt, die eine Verschlimmerung des Zustandes verhindern.

Krampfadern sind unschön, und viele Menschen leiden unter der Vorstellung, dieser äußerliche Makel könnte dazu führen, daß sie von ihrer Umwelt nicht mehr so geachtet und geliebt werden. Mit einem ähnlichen Problem sehen sich jene Personen konfrontiert, die von einem Ekzem befallen sind. *„Ekzeme und Dermatitis“*, dieses Buch geht auf all die mit Hautentzündungen verbundenen Probleme — sowohl auf die körperlichen als auch auf die psychologischen — ein und schlägt ein Programm vor, mit dem sich die Symptome verhindern oder zumindest mildern lassen. Die Autorin, Prof. Dr. Rona MacKie, schreibt in der Einleitung: „(Man) darf nicht vergessen, daß eine Hautkrankheit nicht zuletzt auch ein psychologisches Problem darstellt — sie kann das Selbstbewußtsein des Patienten aufs Schwerste erschüttern und ihm den Makel des Andersseins, ja sogar des Außenseiters verleihen... Ein Anliegen des Buches ist daher auch, allen Personen, die... mit einer an einer Hautkrankheit leidenden Person in Berührung kommen, Fakten über das Wesen dieser Krankheit zu vermitteln, damit sie dem Patienten mit mehr Verständnis und ohne Scheu gegenüberzutreten vermögen.“ Ähnliche Probleme haben viele zu meistern, die an *Akne* leiden. „Ich hoffe“, schreibt daher Dr. med. Ronald Marks in seinem Werk „Akne“, „daß ich mit diesem Buch den Betroffenen ein bißchen Hilfe und Selbstvertrauen geben kann.“ Denn neben den physischen Problemen schafft Akne auch psychische.

Eine andere Gruppe von Erkrankungen ist mehr psychologischer Natur. *Kopfschmerzen und Migräne* zum Beispiel sind Leiden, die sehr viele Menschen in irgendeiner Phase ihres Lebens kennenlernen. Die Ursache einer Migräne reichen von Änderungen der täglichen Routine über Lärm und Wetter bis zu hormonellen Störungen. Dr. med. Marcia Wilkinson beschreibt in ihrem Buch „Migräne & Kopfschmerz“ all diese Faktoren ausführlich. Anhand von Fallstudien arbeitet sie den Unterschied zwischen Migräne und anderen Formen von Kopfschmerzen heraus und erklärt unter anderem auch die Wirkungen und Nebenwirkungen verschiedener Kopfschmerz- und Migränemedikamente. Viele Menschen haben sich mit Kopfschmerzen als einem unvermeidlichen Teil ihres Lebens abgefunden. Marica Wilkinson zeigt, daß dies nicht notwendig ist, führt einige einfache Selbsthilfemaßnahmen an und gibt praktische Ratschläge, wie man mit Streß, der zu Kopfschmerzen führt, fertig werden kann.

Angst und Depressionen sind ebenfalls weitverbreitete psychische Probleme. Einerseits sind sie völlig normale Bestandteile des Lebens — alle Menschen hatten schon einmal Angst oder waren aufgrund eines traurigen Ereignisses deprimiert. Sie können jedoch auch, schreibt Prof. Dr. med. Robert Priest in seinem Buch „Angst & Depressionen", „zu schwerwiegenden, ja sogar lebensbedrohenden Problemen werden... Leider glauben noch immer sehr viele Leute, daß Angst und Depressionen keine Krankheiten sind... In diesem Buch möchte ich erklären, was Angst und Depressionen sind, wodurch sie verursacht werden und welche Auswirkungen sie haben. Ich möchte Tips geben, wie man sich selbst helfen kann und möchte erklären, wann ärztliche Hilfe in Anspruch genommen werden soll."

Eines der Symptome der Angst ist die *Schlaflosigkeit.* Wer kennt nicht das Gefühl, sich ruhelos im Bett zu wälzen, wenn eine Prüfung bevorsteht, finanzielle Schwierigkeiten auftreten, familiäre Probleme gelöst werden müssen usw.? Den Teufelskreis aus Schlaflosigkeit und Angst davor zu durchbrechen, ist das erklärte Ziel der Autoren des Buches „So schlafen Sie besser", Prof. Jan Oswald und Dr. Kirstine Adam. Wissenschaftlich fundiert, beschreiben sie die verschiedenen Aspekte des Schlafes und geben eine Fülle von Anregungen, wie Schlafstörungen am besten vermieden werden können, sie erklären die Funktion der Träume und stellen einige „goldene Regeln" für einen gesunden Schlaf auf. Das Wissen zu diesem Thema hat in den letzten Jahren rapide zugenommen, und die beiden Autoren, die seit 35 Jahren mit der Erforschung dieses Gebietes befaßt sind, haben auch neueste Erkenntnisse in ihr Buch miteinbezogen.

Unsere besondere Sorge gilt dem Wohlergehen unserer *Augen.* Alles, was der Mensch wie du und ich ihnen an Pflege, Vorsorge, aber auch an Behandlung angedeihen lassen kann, hat der bekannte englische Augenfacharzt Dr. Glasspool in seinem Buch „Augenerkrankungen" niedergeschrieben; er klärt uns aber auch über die einzelnen Behandlungsmethoden der Schulmedizin auf, so daß wir uns dieser ohne Angst stellen können.

Viele unserer Mitbürger — und in unseren Zeiten mehr als je zuvor — leiden an diversen *Allergien.* Erstrangige Spezialisten — Dr. Horak und Dr. Jäger — haben daher, erstmalig im deutschen Sprachraum, einen „Urlaubsberater für Pollenallergiker" geschaffen, der es jedermann erlaubt, mittels eigens entwickelter Landkarten den richtigen Zeitpunkt im richtigen Zielgebiet auszumachen. Und was Allergiker zu Hause essen sollen, dafür sorgt das Handbuch der *„Allergiediät"* (von Workman/Hunter/Jones), wie übrigens allen Kreislaufgeschädigten, überhaupt allen, die ihr Gewicht reduzieren wollen, eine *„Salzfreie Diät"* (den entsprechenden Band für die Reihe „Aktive Gesundheit" hat Dr. MacGregor verfaßt) bestens empfohlen sei.

Umstellungen im Leben sind oft nur schwer zu bewältigen, selbst dann, wenn es sich um biologische Vorgänge handelt. Hier sollte auch das Stichwort *„Wechseljahre"* fallen: wie diese bewältigt werden, zu welchen Komplikationen es kommen kann und welche Medikamente empfehlenswert sind, beschreibt Dr. Jean Coope in einem Buch, das jede Frau in den mittleren Jahren lesen sollte, am besten, ehe sie selbst in das Klimakterium kommt.

Schmerzen begleiten sporadisch unser ganzes Leben. Wie ihnen — auf möglichst risikolose Weise — begegnen? Darauf gibt Dr. Lipton umfassend Antwort. Er empfiehlt — neben Medikamenten — Entspannungs- und heilgymnastische Übungen, Massage, Akupunktur, Wärmeanwendung und Eisbehandlung, vernünftige Ernährung und seelische Konditionierung. Ein praktischer Ratgeber wahrhaft für jedermann.

Die genannten Bücher sind — wie auch das vorliegende — sehr praxisbezogen geschrieben und ermöglichen es dem Laien, die Ursachen gesundheitlicher Probleme besser zu verstehen und die notwendigen Gegenmaßnahmen — etwa von der täglichen Turnübung bis zur ärztlichen Behandlung — gezielt zu ergreifen.

REGISTER

Aktive Gesundheit – Die erfolgreiche Sachbuchreihe

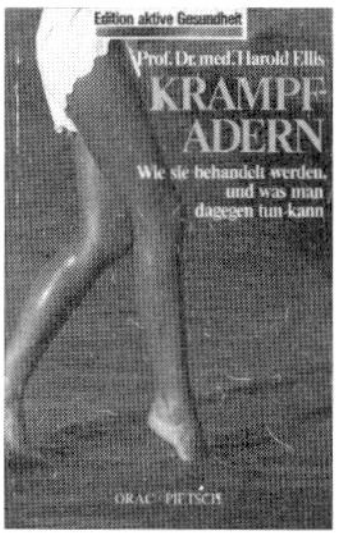

110 Seiten, mehr als 70 Abbildungen.
Format 14,5 x 22 cm. Broschiert.

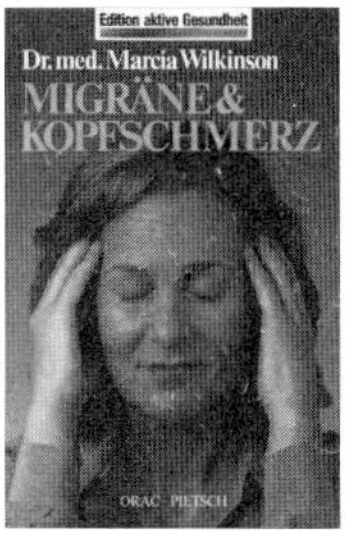

108 Seiten, 16 Farb- und 17 sw-Bilder.
Format 14,5 x 22 cm. Broschiert.

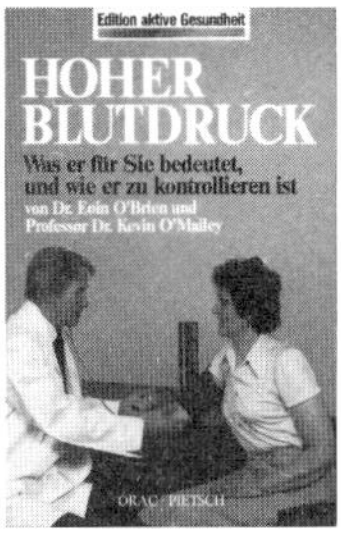

108 Seiten, zahlreiche Farb- und sw-Bilder.
Format 14,5 x 22 cm. Broschiert.

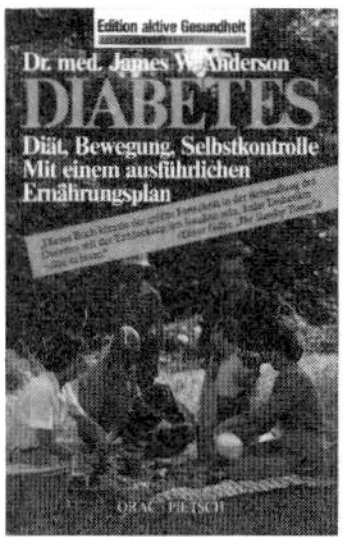

160 Seiten, davon 23 Farbbildseiten, sw-Bilder, Zeichnungen.
Format 14,5 x 22 cm. Broschiert.

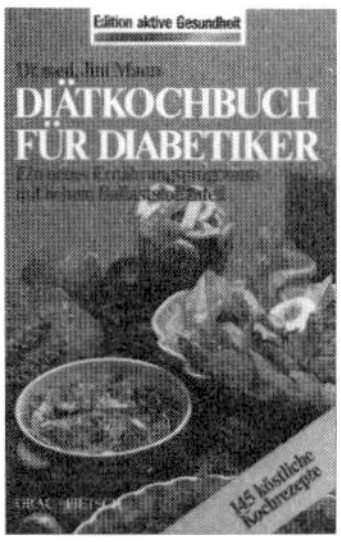

126 Seiten, zahlreiche Farb- und sw-Abbildungen.
Format 14,5 x 22 cm. Broschiert.